ウイルスはそこにいる

宮坂昌之　定岡知彦

講談社現代新書
2742

本書は特に断りのない限り、敬称を省略しています。

まえがき

病原体としてのウイルス粒子が同定されたのは今から百数十年前のことだが、実は人類とウイルスとの付き合いは非常に長い。古代エジプトの王ラムセス5世のミイラの顔には天然痘で特徴的に見られる瘢痕《はんこん》があったという（『人類と感染症の歴史——未知なる恐怖を超えて』：加藤茂孝、丸善出版）。彼が亡くなったのは紀元前1157年なので、3000年以上も前から人類は天然痘ウイルスに苦しめられていたことになる。

日本とて無縁ではなかった。天然痘はシルクロードを介して東アジアに入り、奈良時代には唐との国交を行う遣唐使船を介して日本に持ち込まれた。その後、天平9年（737年）には天然痘の大きな流行が起こり、当時の政権の中枢にいた藤原氏4兄弟が相次いで感染して死亡した。

天然痘は致死率がきわめて高いウイルス性伝染病で、高熱とともに赤い発疹が出て、膿《のう》疱《ほう》となり、後にあばたが残る。治療法はおろか病気の原因すらわからなかった当時の人々が恐れおののいたのも無理はない。聖武天皇は社会の不安、疫病の撲滅を願って仏教に救いを求め、東大寺に大仏を造った。今から1200年以上も前のことである。

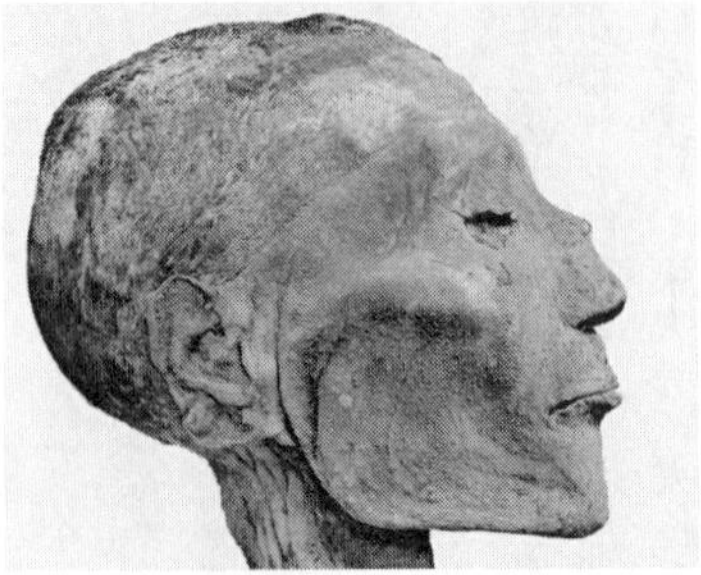

ラムセス5世のミイラ
皮膚に天然痘の瘢痕があるのがわかる

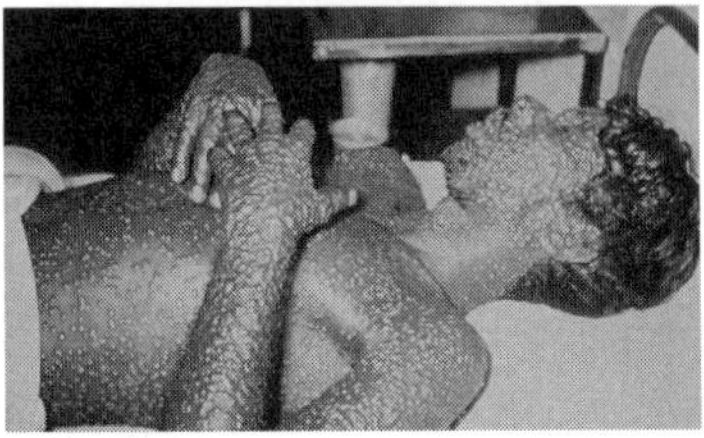

天然痘の症状（アフロ）

天然痘はその後も世界中で猛威を振るい、新大陸にも累が及んだ。16世紀前半に、南米のアステカ帝国やインカ帝国が相次いで滅亡したが、これにも天然痘ウイルスがかかわった。

当時、ヨーロッパからの侵入者を介して天然痘ウイルスがアメリカ大陸に持ち込まれた。先住民はまったく免疫を持っていなかったので、多くが感染して亡くなり、国を守るための兵力が不足して、これが両帝国の滅亡の大きな原因となった。特にインカ帝国では、天然痘のために当時の人口のなんと6〜9割が死亡したという。

「最強の感染力」麻しんウイルスとフィジーの悲劇

麻しんウイルス（はしかの病原体）も人類に大きな爪痕を残してきた。麻しんの死亡率は現在0・1％程度だが、以前は命にかかわる大変な感染症だった。以下は南太平洋の島フィジーで実際に起きたことである。

1875年、フィジーの王様とその息子2人がオーストラリアを公式訪問した。3人はその際に麻しんウイルスに感染し、フィジーに帰国した。フィジーではロイヤルファミリーの帰国を祝って祝宴が何度も行われた。同国は多くの島からなるので、それぞれの島の長が本島に集まり、祝宴に参加し、自分の島に戻った。その後、それぞれの島で麻しんが急速に広がり、わずか3ヵ月で当時の人口約15万人のうち、なんと約4分の1（約4万人）が亡くなったという。麻しんウイルスは、免疫を持たない人たちにとっては、当時は死に至る恐怖の病原体だったのである。

人類がついに手にした「武器」

これ以外にも、パンデミック（国際的な感染流行）を繰り返し引き起こしているインフルエンザウイルス、エイズウイルスや今回の新型コロナウイルスなど、人類に大きな災厄をもたらしたウイルスは枚挙に暇がないが、人類が為す術がなかったのも無理もない。病原体としてのウイルスの存在がわかったのは19世紀末から20世紀にかけてのこと。炭疽菌や結核菌、コレラ菌などのような病原性細菌でさえ、はっきりと同定されたのは19世紀後半だ。ドイツの医師ロベルト・コッホがこれらの細菌を発見するまでは、なぜ病気が起きるかもわからず、効果的な治療法も存在しなかった。人々は、何の前触れもなく、突如として発症する病に苦しみ、いとも簡単に命を奪われてきた。

一方で、人類も手をこまねいていたわけではない。太古の昔からさまざまな医薬や予防法を試してきた。風呂に入らず身体中の毛穴をふさぐという感染予防法、汚染された血液を大量採取する瀉血《しゃけつ》療法など、現代医学から見るとトンデモ療法のたぐいが広く行われてきたが、どれも役に立たなかった。

しかし、無数の試行錯誤の末に人類はついに自らの持つ生体防御機構「免疫」を用いた画期的な予防方法を発明した。18世紀の英国人医師ジェンナーによる「種痘《しゅとう》」である。ジェンナーは乳搾《ちちしぼ》りの女性が天然痘に罹らないことに着目し、牛が罹る「牛痘」の膿《うみ》を健康な人に接種することで感染を予防しようと考えた。読みはズバリ当たった。経験則のみを頼りとする乱暴な人体実験だったが、8歳の少年に牛の膿を接種したところ、天然痘にならずに済んだのだ。現在の「ワクチン」の原型ともいえる方法だ。

この種痘法をほかの病気にも応用しようとしたのが、19世紀のフランスの細菌学者パスツールだ。パスツールは、病原体を弱毒化する方法を開発してワクチンの製法を確立した。以後、さまざまな感染症に対応するワクチンが次々に開発された。

20世紀前半になると、英国の科学者フレミングが、アオカビが産生するペニシリンを発見したのを皮切りに、さまざまな抗生物質が登場した。これによって、何百万年にわたって人類を苦しめてきた細菌由来の感染症の多くが治療できるようになった。

変幻自在なウイルスたち

「魔法の弾丸」を手にした人類だったが、ウイルスには抗生物質が効かない。ただし最近になって、一部のウイルスには良い抗ウイルス薬が開発され、帯状疱疹《たいじょうほうしん》やC型肝炎などで良い治療効果を示しているが、いわゆる風邪を引き起こす多くのウイルスに対してはあまりよく効くものがない。おまけに、風邪のウイルスはけっこう厄介な存在だ。特に、感染やワクチンによる免疫が長期間持続しない、一定の病原性を持つ風邪ウイルスにはわれわれはいやというほど苦しめられてきた。

第一次大戦中の1918年、スペイン風邪が世界中に広がり、数千万人から1億人もが亡くなった。第一次大戦のときの死者数は1600万人程度と推定されることから、スペイン風邪による死者のほうが戦争による死者よりもはるかに多かったのである。この感染症は、もともとはアメリカで始まったインフルエンザが米軍兵士のヨーロッパ参戦によってヨーロッパ全体に広がったものだった。ところが、戦時中の情報統制のためにこの事実は明らかにされず、中立国だったスペインでの感染状況がたまたま報道された。このために、スペイン風邪という、スペインにとっては迷惑な名前が残ってしまった。

それから約100年後の2019年には新型コロナウイルスが瞬く間に世界中に広がり、わずか3年足らずで少なくとも700万人の死者を出した（16ページ）。世界中の製薬会社や研究者が、最新の遺伝子工学の技術を駆使してmRNA（メッセンジャーRNA）ワクチンや抗体医薬をいち早く投入したが、いまもって制圧できていない。このようなたぐいのウイルスが悩ましいのは、頻繁に変異を重ねてからだの免疫反応を回避するだけでなく、新たに開発されたワクチンや抗ウイルス薬に対しても次第に抵抗性を獲得していくことである。科学者たちはこのようなウイルスの変幻自在さにいまも悩まされている。

ウイルスまみれの人体

ただし、ウイルスはつねに悪者というわけではない。われわれの身の回りには病原性を持たないウイルスがいくらでもいる。われわれのからだの表面や気道や消化管の内腔には多くの細菌が存在して常在細菌叢《じょうざいさいきんそう》を形成しているが、実はこれらの場所には多種多様なウイルスが同時に存在していて、常在ウイルス叢というものが存在する（詳しくは第2章で説明する）。常在細菌叢はわれわれのからだにとって大事な役割をしていることが最近わかってきたが、ウイルスも同様なのかもしれない。どうも何かの必然性とともに多種類のウイルスがわれわれのからだに常時存在しているようにみえる。

さらに、私たちの遺伝子の中には非常に多くのウイルス由来の配列が散在している。これに加えて、ウイルスそのものまでがゲノムの中に挿入されていることがあり、その一部はなんとヒトの遺伝子として働いていることがわかってきた。つまり、ウイルスは外界からの侵入者ではなくて、一部のものはわれわれの体内に棲みついて、われわれはそれを利用しているのである。われわれのからだという「母屋《おもや》」がウイルスに「軒《のき》を貸した」状態になっていて、まさに「ウイルスはそこにいる」のだ。

それにしても、なぜわれわれの遺伝子の中にまでウイルスが入り込んでいるのだろうか？　もしかして、この世に人類が現れてくるためにウイルスが必要だったのかもしれない。だとすれば、ウイルスは、敵対者ではなく、欠くことができない同居人なのかもしれない。そもそも、いくら自分のまわりを清潔にしても、ウイルスはわれわれのからだの中にまで入り込み、棲みついている。そして人間はその一部を自分たちの生命活動のために利用している。単純な排除論、撃退論は役に立たない。

われわれは、ウイルスと闘いながらも、あるときは共存、共生し、その中で生き抜いて進化してきたという事実を忘れてはならない。そのように考えると、今後大事なのは、ウイルスに対していかに対処し、いかに共存するかだ。そのためには、われわれはウイルスというものを「正しく知る」必要がある。

ウイルス感染症の理解の根幹となる免疫学とウイルス学は日進月歩の世界であり、日々、新しい知見や発見が報告されている。この本では、免疫学者の宮坂とウイルス学者の定岡が、人類とウイルスとのやりとりを目の当たりにしながら、その意義を、広く一般向けに解説することを考えた。ただし、ウイルスは多種多様で、それらを網羅的に取り上げるのは不可能だ。そこで、本書では、数あるウイルスの中でも、われわれのからだに潜むあるいはその可能性のあるウイルスに主にフォーカスを当てることにした。免疫機構の監視をくぐり抜けて、私たちのからだに潜伏するウイルスである。その中には悪玉だけではなくて、善玉もいる。

「ウイルスにまみれて生きているわれわれ」にとって、本書が、改めてウイルスの意義について考える機会になれば幸いである。

目次

イラスト：定岡　恵　　図版：さくら工芸社

第1章 新型コロナウイルスでささやかれる持続感染の恐怖

からだに潜む新型コロナウイルス

「喉元《のどもと》過ぎれば熱さを忘れる」というが、日本では大流行していた新型コロナウイルス感染症が収まりつつあり、パンデミックの恐怖はすでに忘れ去られたかのようである。このまま、この感染症は本当に消えていくのだろうか？　いや、そうではない。２０１９年のパンデミック発生後、流行がいったん収まったかと思うと、ベータ株、デルタ株、イプシロン株、オミクロン株など新しく変異をした株が入れ代わり立ち代わり現れて猛威を振るったことは記憶に新しい。今後も感染の波が収束したとしても、しばらくすると、新たな感染の波が押し寄せる。これからも、この繰り返しが延々と続くはずだ。

新型コロナウイルス（SARS-CoV-2）はＲＮＡウイルスの一種で、世界中に感染流行を起こした。これまでに約7億人が感染し、少なくとも７００万人の死者が出ている。[※1]

死者数総計約７００万人という数字は公的なデータによるものであるが、実際はそれよりも数倍多いと推測されている。もしこれが事実であれば、２０２０～２０２３年の4年間についていえば、新型コロナウイルス感染症だけで毎年約７００万人近い死者が出ていたことになる。世界保健機構（ＷＨＯ）の統計によると、２０１９年度の世界死因別トップは虚血性心疾患で死者数が約９００万人、第2位が脳卒中で死者数が約６００万人であ

※1　https://www.nature.com/articles/d41586-022-00104-8

ることから、新型コロナウイルス感染症は、脳卒中を抜き去り、世界第２位を占める死因になったということになる。

このウイルスの同定後まもなく、当時のアメリカのトランプ大統領が「このウイルスは風邪ウイルスのような弱いものだ。たいしたことがない。すぐに消えるはず」という旨のことを言ったが、その後の経過はこれとは大きく異なっている。

いっこうに死者が減らない謎

新型コロナウイルス感染症による死者が多いのは、このウイルスが生体防御の搦《から》め手を逃れる「すべ」を持っているからだ。

２０１９年末にSARS-CoV-2が中国・武漢で初めて同定された後、次々に変異株が出現し、２０２１年からはオミクロン株が現れ、現在でも世界レベルでは相変わらず多くの感染者と死者を生み出している。

日本の状況を見ると、SARS-CoV-2が国内に入ってきた当初は感染による致死率が５％以上もあった。しかし、その後、ワクチン接種が始まり、さまざまな治療法が行われるようになってからは致死率がぐんと低下して２％を切るようになり、オミクロン株になってからはさらに致死率が下がって、現在では当初の25分の1程度（＝０・２％程度）となって

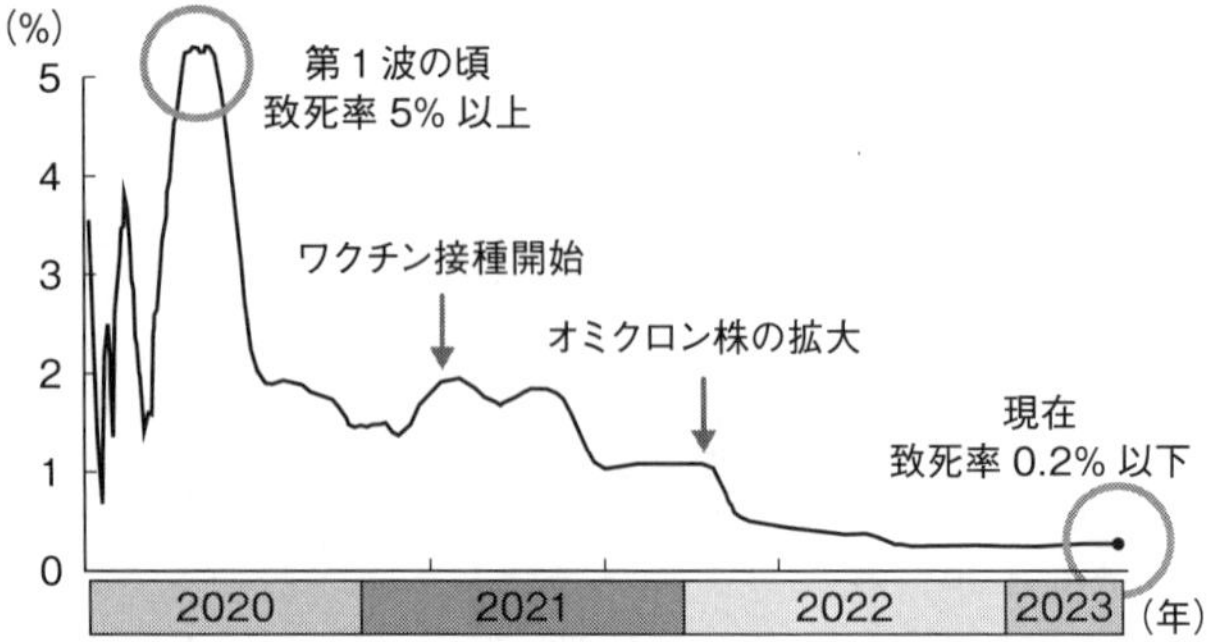

新型コロナウイルスの致死率の推移

いる。これは、ウイルスの病原性が下がったことに加えて、ワクチン接種が広く行われ、治療法が確立したこと、そして、感染者の早期隔離とともに、「3密を避ける」「換気をする」「マスクを着用する」などの、このウイルスに対する有効な防御方法がわかってきたからと考えられる。

病原性の低下によって、「もはや新型コロナはただの風邪。恐るるに足らず」と考える人も多い。しかし、感染者数と死亡者数の推移を見ると、まったくもって楽観的な状況ではないことがわかる。変異株の出現とともにウイルスの感染性が以前よりも増し、さらにワクチンの効果が下がってきたこともあり、日本では新たな感染の波が現れるたびに一日あたりの感染者数が増え、死亡者数も増加の一途をたどってきた。

ウイルスの病原性が下がっているのに、どうして感染者、重症者、死亡者の増加が防げないのだろうか。

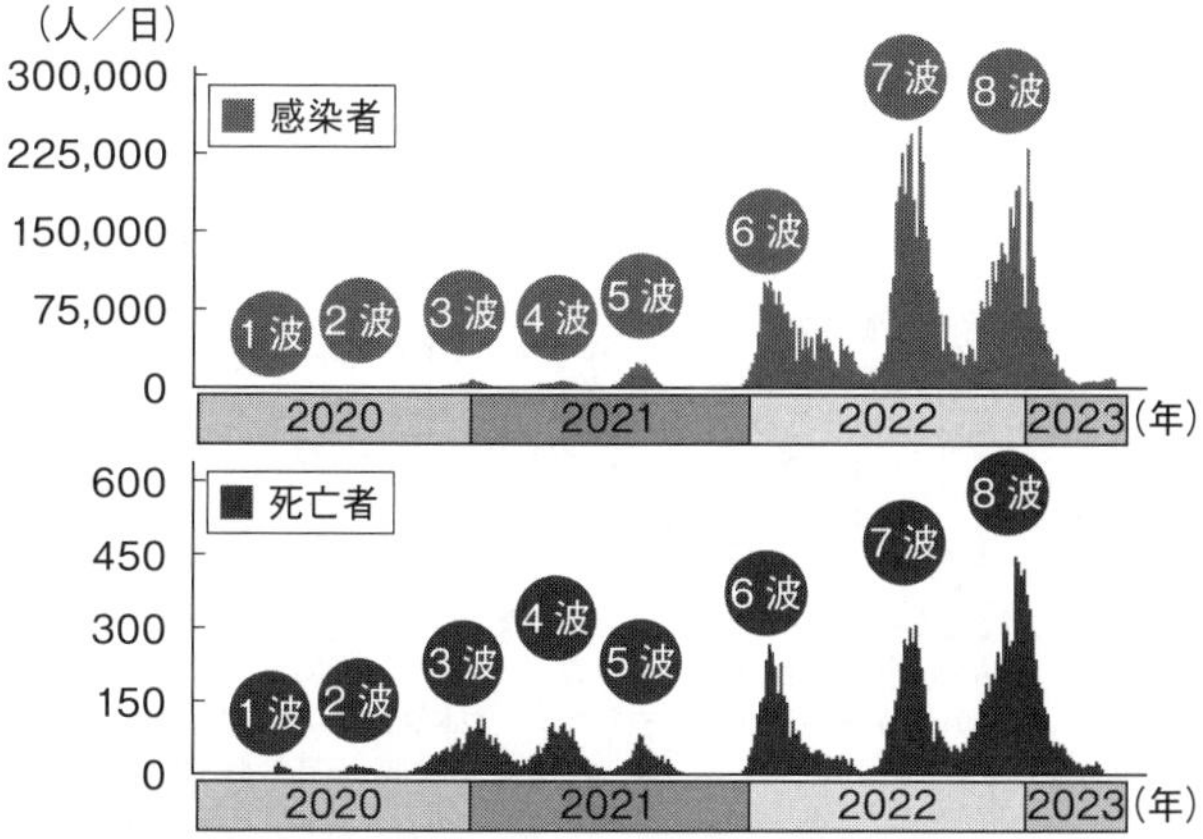

新型コロナウイルスの感染者数と死亡者数の推移

これにはいくつかの理由が複合的に働いている。もっとも大きいのが、SARS-CoV-2ウイルスの産物（＝種々のウイルスタンパク質）が宿主の免疫を抑える能力を持っており、からだの自然免疫も獲得免疫も働きにくいような状況、環境を作り上げているからである。

これに加えて、このウイルスは非常に速く変異が起こるので、当初効果が高かったワクチンが次第に効きにくくなっている。同様に、過去の新型コロナ感染で得られた免疫も新たな変異株に対して、予防効果が低下している。これらのことが複合的に働いているために、感染を予防することが困難なウイルスとなっている。

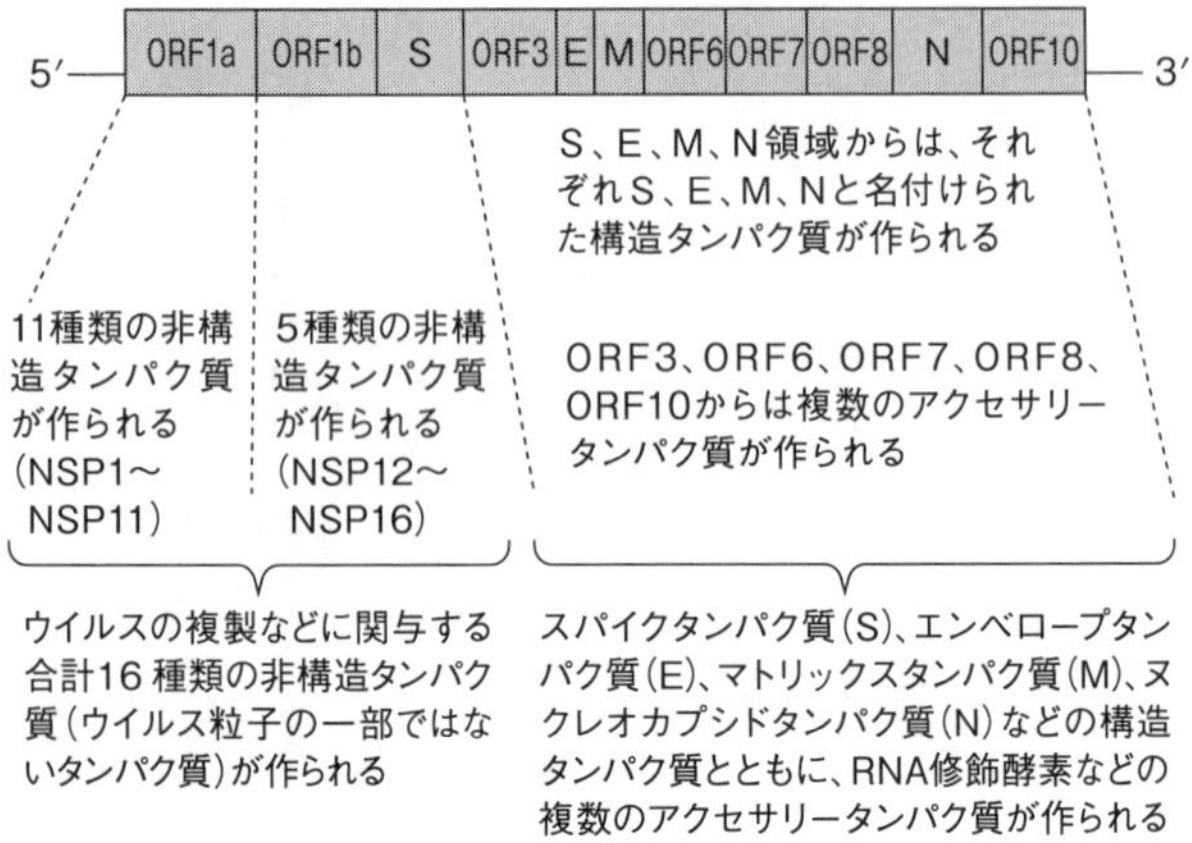
5′
ORF1a
ORF1b
S
ORF3
E
M
ORF6
ORF7
ORF8
N
ORF10
3′
S、E、M、N領域からは、それぞれS、E、M、Nと名付けられた構造タンパク質が作られる
11種類の非構造タンパク質が作られる（NSP1〜NSP11）
5種類の非構造タンパク質が作られる（NSP12〜NSP16）
ORF3、ORF6、ORF7、ORF8、ORF10からは複数のアクセサリータンパク質が作られる
ウイルスの複製などに関与する合計16種類の非構造タンパク質（ウイルス粒子の一部ではないタンパク質）が作られる
スパイクタンパク質（S）、エンベロープタンパク質（E）、マトリックスタンパク質（M）、ヌクレオカプシドタンパク質（N）などの構造タンパク質とともに、RNA修飾酵素などの複数のアクセサリータンパク質が作られる
SARS-CoV-2のゲノム構造

ウイルスがからだの免疫を抑える

SARS-CoV-2はどのようにして宿主の免疫を抑えるのだろうか。この仕組みは実に多彩であり、強力である。

SARS-CoV-2は体内に侵入すると、ヒトの細胞が持つ翻訳機構を利用してウイルスタンパク質をせっせと作り出す。このウイルスのゲノムには約30種類のタンパク質がコードされていて、ウイルスが増殖する際にこれらのタンパク質が感染細胞内で次々に作られる。これらのタンパク質は、感染性を持つウイルス粒子が細胞内で複製されるのに必須な分子群であるが、驚いたことに、これらの分子のかなりのものがウイルス感染防御に必須の自然免疫を抑え込んでしまうのだ。

自然免疫の働きは、次の段階で発動する獲

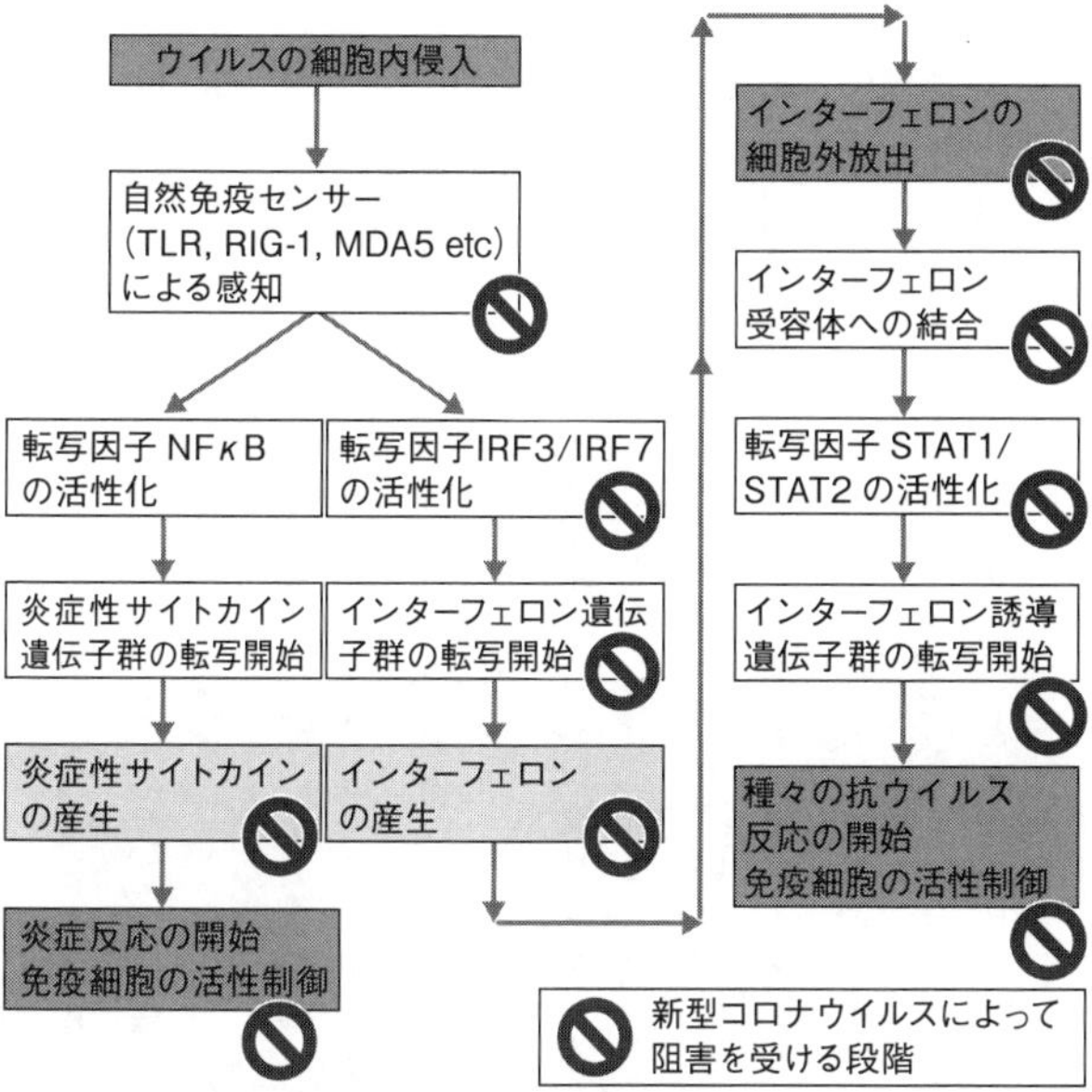

SARS-CoV-2は自然免疫の各段階を阻害する

得免疫の働きに必須なので、自然免疫の阻害により、感染中期から後期にかけてウイルスの排除に必要な獲得免疫までもがうまく働かなくなってしまう。このようにして、SARS-CoV-2は、免疫系の上流にある、自然免疫経路の阻害を介して、からだの免疫機構全体を抑え込んでしまうのである（上の図）。

ヒト以外でも感染が拡大

SARS-CoV-2は種を超えて感染することがわかっている。また、感染すると自然免疫機構が抑制されるというのは、ヒトに限った話ではない。自然免疫は系統発生的に早くから発達してきたものなので、動物種を通じてかなり共通のところがある。SARS-CoV-2は動物種を超えて感染し、ひとたび感染が広がると、流行がなかなか収束しない可能性が高い。

SARS-CoV-2は、ヒトのみならず、イヌ、ネコ、タヌキ、イタチ、シカなどを含む多くの哺乳類動物に実際に感染する。こうした動物種で感染が広がれば、仮にヒトの社会で感染が収まったとしても自然界にはウイルス自体は存在し続ける。そして、多様な動物種で独自の進化を遂げたウイルスが突如ヒトの世界で大流行する可能性は否定できない。

2009年、パンデミックを引き起こしたH1N1型インフルエンザウイルスは、ブタ、トリ、ヒトのインフルエンザウイルスに由来する遺伝子を併せ持つ。このような異なる生物種のウイルスによるハイブリッド（雑種）は、ワクチン接種や自然感染で得られた獲得免疫があまり効かないため、きわめて高い病原性と伝播力を持つことが多い。

史上最悪のパンデミックとなった「スペイン風邪」の原因ウイルスは、もともと鳥類を中心に保有されていたもので、変異によりニワトリやブタにも感染するようになった。家畜や野生動物で流行したSARS-CoV-2が、「スペイン風邪」で起きたような種を超えた感染を起こし、ハイブリッドウイルスとなってヒトで大流行すれば、未曽有のパンデミックになる危険がある。

SARS-CoV-2が持つ「免疫回避のためのすべ」の多彩さから考えると、ヒトにそして野生動物に広がったウイルスの根絶はもはや不可能と言わざるを得ず、これらのウイルスが突如として人類に牙をむく可能性はこれからもずっと続く。脅かすつもりはないが、SARS-CoV-2はこれからも長く人類を悩ます存在であり続けるであろう。

「変装」するウイルス

SARS-CoV-2の感染予防が難しいもうひとつの理由に、ウイルスの速い変異がある。ウイルスに次から次へと変異が起きると、ウイルスの「顔」が大きく変わるので、いわばウイルスが「変装」したことになる。すると、からだの免疫機構が変異ウイルスを認識できにくくなり、そのために排除が遅れたり、排除できなくなったりするのだ。一方、この現象をウイルスの側からみると、変異によってからだの免疫から逃れる（＝回避する）力が強くなることになる。

ｍＲＮＡワクチンが新たに開発された当初は非常に高い感染予防効果がみられていた。しかし、変異株が生まれ、その亜株が次から次へと現れるようになってからは、ワクチンの感染予防効果が大きく下がってきている。これは、ウイルス粒子表面にある「免疫の目印」（自分が異物であることを示す目印）の数が変異によって減っていっているためである。

そのことをもう少し詳しく説明しよう。まず、ウイルスの表面には異物性を示す目印（通常はタンパク質）がいくつもあり、からだの免疫はこれらを認識して反応する。この目印には、大きく分けて、強いものと弱いものがある（次ページ図）。強い目印は免疫がすぐに認識するので、抗体ができやすい。一方、弱い目印は一度の侵入では抗体はあまり作らないが、何度か同じウイルスがからだに侵入すると（あるいは何度かワクチン接種をすると）、次第に抗体ができるようになる。

SARS-CoV-2をはじめとするＲＮＡウイルスは変異をしやすく、そのために時間とともにこれらの目印の数が減っていく傾向がある。たとえば、初期のオミクロン株（図中央）のように変異が起きて強い目印の一部が消えると、抗体ができにくくなり、たとえ抗体がある程度できたとしても（目印が減っているために）排除されにくく、免疫を回避する力を持つようになる。

さらに、もっと時間が経つと、さらに変異が起きて多くの目印が消えていき、現在のオミクロン株（図右）のごとく、以前の変異株よりももっと抗体ができにくくなり、免疫回避性が強まる。

ただし、このような変異ウイルスが免疫系によってまったく認識されないかというとそうではなく、弱い目印が残っているので、何度か同じウイルスがからだに侵入すると（あ

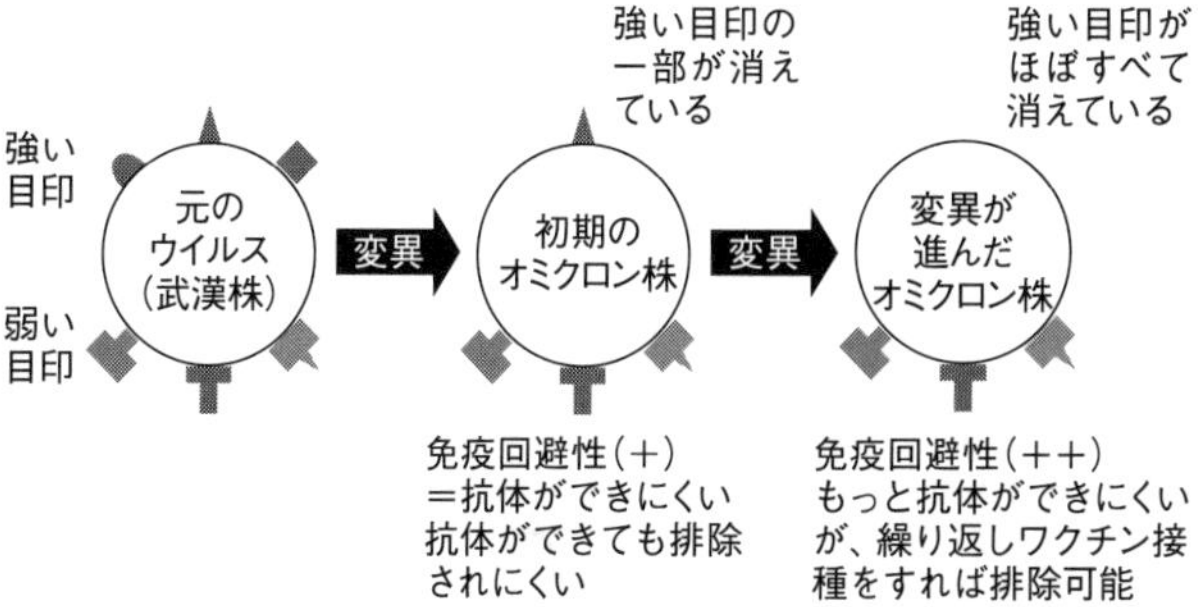

ウイルス表面にあるスパイクタンパク質が変異する

るいは何度かワクチン接種をすると）、からだの免疫による認知度が高まり、抗体ができてくる。この状態がXBBとよばれるオミクロン株に相当する。これらの株では、2回のワクチン接種でできた免疫が働きにくくなっているが、ワクチンの追加接種をすると、抗体ができてきて、一定期間は罹りにくくなる。

なお、ここでは話を簡単にするために、ウイルスの細胞内での増殖に対してB細胞が作り出す中和抗体だけを述べているが、実際はウイルスの侵入とともにT細胞も反応して、これらの「目印」を認識する。そしてT細胞が認識する「目印」は変異が入りにくいので、変異株であってもおおむね正常に認識することができる。

ただしウイルスが侵入後、T細胞が働き出すまでには少し時間がかかるので、変異株が入ってくると、抗体が働きにくい状況ではいったんは感染が起きてしまう。しかし、やがてT細胞が働き出すと、変異株による感染で

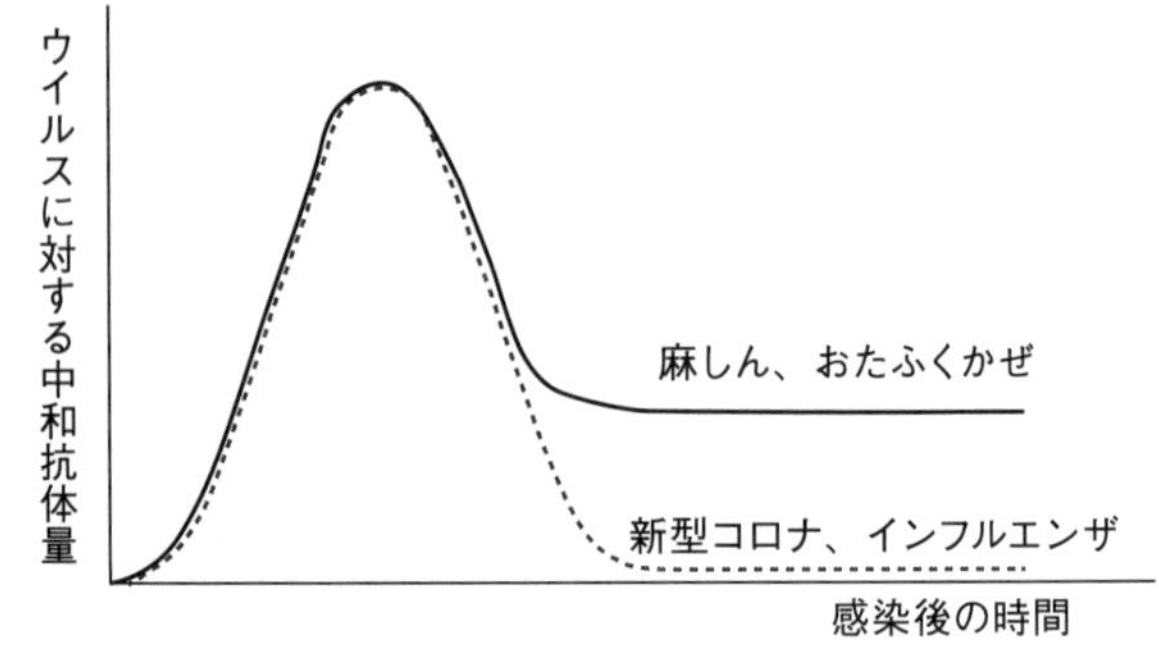

ウイルスに対する中和抗体量

あってもその進行を止め、重症化を防いでくれる。したがって、正常な免疫の力を持っている人であれば、変異株ではたとえ感染しても重症化することは少なく、また追加接種を受けた人では重症化する確率はさらに低い。

ただし、SARS-CoV-2で問題なのは、いったん中和抗体ができても、それがあまり持続しないことである。特に、オミクロン株のような免疫回避性の高い変異株に対しては、繰り返しワクチン接種をしたり、ワクチン接種後に感染したり、あるいは感染後にワクチン接種をしたりすると、いったんは抗体ができるのだが、抗体価が数ヵ月で下がってきてしまう。

麻しん（はしか）やおたふくかぜのようなウイルスは、いったん罹るとその免疫が20年以上持続する。これに対して、SARS-CoV-2やインフルエンザウイルスでは感染後にできる免疫の持続期間が数ヵ月と短いのである。この理由はよくわかっていないが、原因の多くは病原体側にあるようだ。この問題については、第8章で改めて詳しく説明する。

新型コロナウイルスは持続感染をするのか

最新の研究で、新型コロナウイルス（SARS-CoV-2）は、流行を繰り返すありふれた風邪ウイルスとは異なる、きわめて厄介な性質を持つことがわかってきた。このウイルスがいったんからだに取り付くと、簡単には追い出せないことがあり、持続感染や潜伏感染を起こす可能性があるというのだ。

先に説明したとおり、新型コロナウイルスはからだの免疫をまぬがれるいくつもの仕組みを持つ。また、ウイルスに対していったんできた中和抗体が時間とともに減少する。これらのことから、もしウイルスが免疫による初期防御によって重篤な症状はまぬがれたとしても、その後、体内で長期的に生き延びる可能性がある。つまり、このウイルスは持続感染を起こす能力を持っているのだ。最近、その可能性を支持する報告が相次いでいる。

たとえば、新型コロナ感染発症から約200日後に嗅覚消失を訴える患者で鼻腔《びくう》上皮にウイルス抗原（N抗原）とウイルスRNAが検出されている。[※2] また、新型コロナ感染から100〜400日後に後遺症症状を示す患者がたまたま手術を受けたところ、虫垂、皮膚

※2　De Melo GD et al, Sci Transl Med, 2021

や乳房組織にN抗原（ウイルス抗原によって作られた抗体）やウイルスRNAが検出された。[※3]

ほかにも、新型コロナ感染から約7ヵ月後まで糞便中に持続的にウイルスRNAが検出された例や、[※4]新型コロナ感染から3ヵ月以上経った後遺症患者の3～6割で血中にスパイクタンパク質が検出されたという報告が複数ある。[※5]

感染から治癒した後あるいは後遺症症状を示さない人では、通常は血中のスパイクタンパク質は陰性であることから、持続感染している人の体内のどこかにウイルスが潜んでいて、それが長期にわたってスパイクタンパク質を放出している可能性が示唆される。また、検出されたウイルスが発症時に見られた当時のものであって、その後流行した変異株とは異なることから、ウイルスに再感染したのではなく、元のウイルスがそのまま残っていた可能性が考えられる。

非常に極端なケースではあるが、イギリスでは一度SARS-CoV-2に感染した人が亡くなるまでの間、505日間もウイルス陽性だったという報告がある。[※6]

自覚症状のないままウイルスに感染し続けるというのも、気持ちの良いものではないが、問題はそれだけにとどまらない。新型コロナウイルスに持続感染や潜伏感染すると、さまざまな慢性疾患になるリスクが高まるのだ。具体的な例で説明しよう。

＊＊＊

※3　Goh D et al, Front Immunol, 2022
※4　Natarajan A et al, Med, 2022, Zollner A et al, Gastroenterol, 2022
※5　Jin CJ et al, Pediatr Res, 2023, Craddock V et al, J Med Virol (Journal of Medical Virology), 2023

大学の消化器外科に属しながら大学院博士課程を終えて2年前に博士号を取得したA医師は、日夜張り切って診療と研究に励んできた。学生時代はラグビーの選手だったが、医師になってからは仕事が忙しくて運動する時間がまったくとれなかった。一方、食生活だけは変わらず、以前同様の大食だったので、30代半ばにしてたっぷりとお腹が出て立派な肥満体になっていた。そんなA医師が半年前の冬に新型コロナウイルスに感染した。

幸い、若くて体力のあるA医師の回復は速く、すぐに熱が下がり、退院して職場に復帰した。ところがその後、体調がなかなか戻らない。論文を読んでも頭に入らず、外来で処方箋を書こうとしても薬の名前がなかなか出てこない。1～2ヵ月すれば良くなるかと思っていたが、次第に症状が進み、だんだん患者の名前が覚えられなくなった。さらに症状は悪化し、ついには自分がどこにいるのかもおぼつかないような状態になってきた。同僚に話したところ、すぐに検査を受けるべきという。急いで検査を受けたところ、なんと脳に血管が詰まった箇所（梗塞巣《こうそくそう》）がいくつも見つかった。新型コロナウイルス感染をきっかけに血管の内皮細胞や血小板が影響を受けて血管が詰まりやすくなり、そのうえに肥満

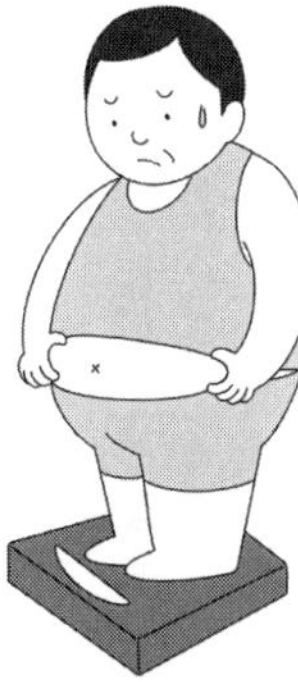

肥満も慢性疾患の一種であり、新型コロナウイルス感染でさらに重篤な疾患になるリスクが高い

※6　Peluso MJ et al, J Clin Invest, 133(3): e163669, 2023, Klein J et al, Nature, https://doi.org/10.1038/s41586-023-06651-y

という危険因子が状況を悪化させ、脳の細い血管がところどころ詰まっていたのである。

＊＊＊

現在、A医師のような症例が世界から相次いで報告されている。最近の研究から、ウイルス感染を起こすと、たとえ症状が軽いものでも、脳梗塞、アルツハイマー病やパーキンソン病などの種々の神経系疾患が発症しやすくなることがわかってきた。ご存じのとおり、こうした神経性疾患には良い治療法がほとんどない。

つまり、運が悪いと、新型コロナウイルスに感染したことが引き金となって、「不治の病」になりかねない。潜伏感染・持続感染するウイルスを追い出せないと、こうしたリスクを残りの生涯を通じて背負い込むことになる。

最近もうひとつ心配な話がある。それは新型コロナ感染をすると、すでにからだに潜んでいた別のウイルスが活性化されそのウイルスのために症状が出現し、それが新型コロナ感染の後遺症のようにみえるという報告[※7]である。本書の第4章で詳しく触れるが、EB（エプスタイン・バー）ウイルスや水痘《すいとう》・帯状疱疹ウイルスのようなヘルペスウイルスは、いったん感染した後に体内に潜んで何十年も生き延びる。そして、そのような潜伏ウイルスが新型コロナ感染によって再び活性化して悪いことをする可能性も指摘されているのである。

※7　Peluso MJ et al, J Clin Invest, 133(3): e163669, 2023, Klein J et al, Nature, https://doi.org/10.1038/s41586-023-06651-y

「このウイルスはたいしたことがないから、積極的に罹って免疫を得たほうが良い」などという意見を軽々しく言う人がいるが、新型コロナウイルスはとても気安く感染しても良いものではなく、感染自体に大きなリスクがある。また、後遺症の一部がウイルスの持続感染や潜伏感染によるものであるならば、積極的にこのウイルスを排除することが効果的な治療法となるはずである。

第2章　ウイルスとは何か

中国春秋時代（紀元前500年ごろ）の兵法書である孫子の兵法に「彼を知り己を知れば百戦殆《あや》うからず」という一節があるが、人類は、19世紀にいたるまでウイルスという「敵」についてまったく無知であった。加えて、人類は、自らのからだに備わっている生体防御機構「免疫」についての理解はさらに遅く、20世紀になるまで何一つわからなかった。「彼も知らず己も知らず」だから、これでは、百戦すれば百敗するのは必定だ。

人類が病原ウイルスと闘う武器を獲得するためには、まずウイルスがいかなるものかを知る必要があった。ただし、ウイルスは単純な「敵」といえるようなわかりやすい存在ではない。ウイルスは、生物ではなく、非生物でもない。時に敵になるが、時に味方にもなる。本章では、この厄介でミステリアスな存在について説明しよう。

ウイルスの発見

「ウイルス（virus）」は、英語ではヴァイラスと発音する。ものの本ではしばしばウイルスはドイツ語の「ビールス」由来だとしているが、実際、ドイツ語では「ウィールス」に近い発音で、日本語のウイルスと近い。

ウイルスという言葉は、もとはラテン語に由来し、「病毒」という意味だった。歴史を紐解くと、かのギリシャのヒポクラテス（紀元前400年ごろに活躍した「医学の父」とよばれる学者）が「病気の原因の一つにウイルス（病毒）がある」と言ったのが、起源であるようだ（山内一也：『新版 ウイルスと人間』岩波科学ライブラリー）。

しかし、病原体としてのウイルスの実体が見えてきたのは今から100年ほど前、1890年ごろのことだ。ロシアのディミトリ・イワノフスキー、ドイツのフリードリッヒ・レフラーとパウル・フロッシュ、さらにはオランダのマルティヌス・ヴィレム・ベイエリンクが、ほぼ同じころに、ウイルスが「細菌よりはずっと小さく素焼きの陶板まで通り抜けるほど微小な『病原体』である」ことに気づいた。

素焼きの陶板とは、当時、シャンベラン型濾過《ろか》器ともよばれ、1880年代にかの有名な細菌学者のルイ・パスツールの実験助手だったシャルル・シャンベランが考案したものだ。彼は、素焼きの陶板に圧力をかけて液体を通すと細菌が除去されることを発見し、パスツールをはじめとする当時の医学者たちはこれを細菌除去用のフィルター＝濾過器として用いた。

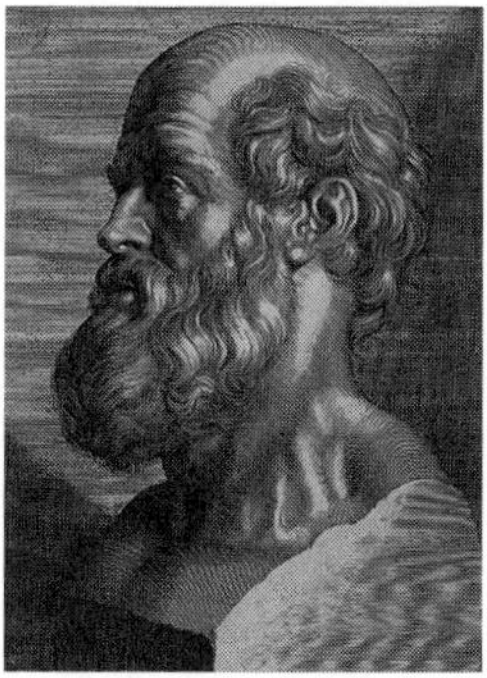

ヒポクラテス

オランダのベイエリンクはこのフィルターを通り抜ける病原体があることに気づき、これを「濾過性病原体」と名付けた。今のウイルスがこれに相当する。

ベイエリンクはタバコモザイクウイルスを用いて数々の実験を行った。このウイルスは、タバコの葉に付いて、モザイク状の斑点《はんてん》ができて葉の成長が遅れる「タバコモザイク病」を起こす。長らくこの原因は不明だったが、モザイク病の葉からの汁液を健康な葉に付けるとモザイク病が再現されたことから、感染性因子の存在が考えられた。

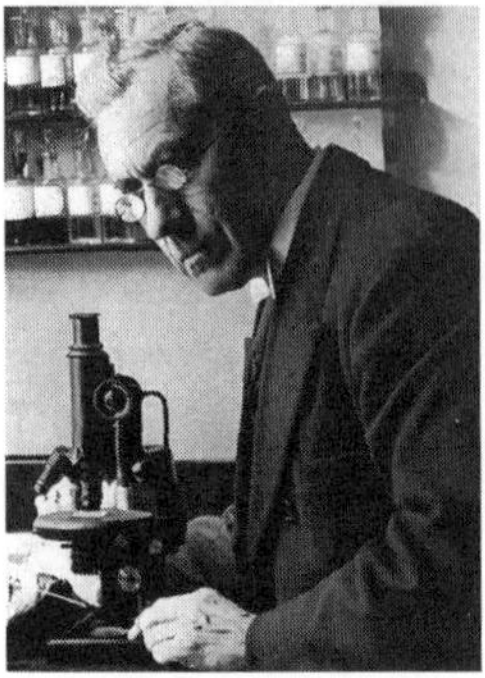

ベイエリンク

右に述べたごとく、ベイエリンクは病原体が「濾過性」であることを見つけ、細菌ではない未知の分子が感染性因子であると提唱した。特筆すべきは、彼は、「濾過性病原体」が、細菌とは違い、試験管内に入れた培地の中では培養できないことを見つけていた点だ。いまでこそウイルスは「生きた細胞の中でしか増殖しない」ことがわかっているが（後述）、オランダが生んだ慧眼《けいがん》ベイエリンクはこの事実に気づき、ウイルスが「生きた感染性の液体」であると表現していた。「先見の明」とはまさにこのことである。

それから約40年後（1930年代）、アメリカのウェンデル・スタンリーがタバコモザイクウイルスの結晶化に成功し、その結晶を10億倍薄めてもなお感染性を示すことを明らかにした。この時点では、スタンリーは「濾過性病原体」が結晶化できたことから、その本体がタンパク質であると考えていた。

しかし、その後、実は、この結晶中のタンパク質に包まれたわずかなＲＮＡが病原体の本体であることがわかった。これは、ベイエリンクの「濾過性病原体」の発見から約60年後の１９５６年、今からわずか約70年前のことである（中屋敷均：『ウイルスは生きている』〈講談社現代新書〉）。つまり、ウイルス学の歴史はほかの生命科学に比べてかなり浅く、ウイルスについての知見もいまだ十分とはいえない。

ウイルスとともに生きる

読者の多くは、ウイルスとは病気を起こす厄介者と思っているかもしれないが、実際は、ヒトに感染して病気を起こすようなウイルスは、全体から見るとほんの一部だ。つまり、ほとんどのウイルスは悪さをせずに、「近所そこらにはびこっている」のである、そこに生物がいる限り。

地球上に存在するウイルスの種類は1億以上といわれ、いたるところにとんでもない数のウイルスが存在する。たとえば、湖や川の水の中には1ミリリットルあたり億（10^8）のオーダーのウイルスがいる。海水の中でも１００万（10^6）から１０００万（10^7）のオーダーのウイルスが存在し、[※1] 海洋全体ではなんと10^{30}個というとんでもない数のウイルス粒子が存

※1 三原知子ほか、2015

在する。「海水にウイルスがわんさかいるなんて……もう海水浴なんてできない」と思うかもしれないが、ほとんどのウイルスはヒトには害を与えない。

つまり、われわれの身の回りには、人畜に無害なウイルスが多数存在していて、病原性を持つような「負」の影響を与えるようなものはほんの一部なのである。それどころか、多くのウイルスはわれわれ人間や環境に「正」の影響を与えている可能性すらある。このことに関して、前出の山内一也は、「われわれは、ウイルスに囲まれ、ウイルスとともに生きている」（『ウイルスの意味論』〈みすず書房〉）と表現している。

健康な人のからだの中にも多くのウイルスが存在する。つまり、人体には正常状態で多数のウイルスがいて、後で述べるように、その多くは生体に生理的状態で存在する細菌叢《さいきんそう》（マイクロバイオーム：microbiome）と密接な関連を持ちながら存在する。このウイルスの集合体のことをヴァイローム（virome：ウイルス叢）とよぶ（ここで、オーム〈ome〉とはギリシャ語で総体を意味する接尾辞。つまり、マイクロバイオーム、ヴァイロームとはそれぞれ、細菌情報の総体、ウイルス情報の総体を指す）。

２０２０年12月号の『サイエンティフィック・アメリカン』誌に「ウイルスはわれわれに恩恵を与えることもあれば害を及ぼすこともある」という題名で、正常人には３８０兆個ものウイルスからなるヴァイロームが存在することが紹介されている。

３８０兆個といわれてもピンとこないかもしれないが、これは体内に存在する細菌の約10倍、世界総人口の約5万倍にものぼる数だ。われわれのからだの表面や内部には、膨大な数の「同居人」がひしめき合っている。

前述したように、一部のウイルスは病気を起こすが、大半は病気を起こすこともなく、単に共存しているだけだ。

伝統的な生物学では、われわれのからだは主にヒトの細胞からできていて、時にそこに微生物が侵入してくると考えられていたが、最近の研究結果はそうではなくて、われわれのからだは細胞、細菌、真菌、そして最も多数を占めるウイルスがつねに同居していることを示している。[※2] 最新のデータでは、人体内の生体物質の半分ぐらいは実は外来種由来でヒト由来ではないといわれる。

つまり、病気を発症していない健常人にも種々のウイルスが棲みついている。言い換えると、われわれは病気の症状を示すことなしに「ウイルス感染」しているということだ。生理的状態で体内に存在するマイクロバイオームやヴァイロームは、後述のごとく、ヒト

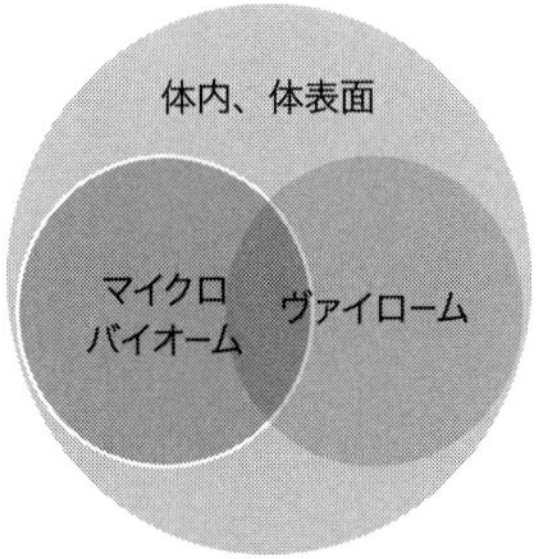

ヒトの体内環境の概念図
私たちは、無数の細菌とウイルスと共生している

※2　The viruses inside you: Scientific American, Dec, 2020 より

のからだの機能に必須であり、人体はこれらを含めた形で一つのスーパーオーガニズム（超生物体）として機能している。

母親から受け継がれるウイルス

では、そのウイルスはどこから来るのだろうか？　われわれの体内には生理的に存在するヴァイローム（ウイルス叢）があるが、それはわれわれが生まれたときにはすでに存在していて、そのかなりのものは母親由来だ。一部は子どもが母親の産道を通ってくるときにもらったもの、一部は生後に飲む母親の乳汁から、また母親の唾液や肌由来のものもある。

その後、子どもの体内には、新たに空気や水、食物やほかの人に由来するウイルスも入ってくる。このためにヴァイロームの中身が次第に多様化し、子どもの成長とともにやがて安定したヴァイロームが個人個人の中でできあがる。

ヴァイロームを構成する多くのウイルスはヒトと共存し、病気を起こさない。個人レベルで見ると、すべての人が同じヴァイロームを持っているのではない。それぞれの個体内のヴァイロームには、ある程度の個人差があり、個人ごとに安定したヴァイロームが形成される傾向がある。その個人差の一部は環境によって形成されるらしく、同居している人どうしではヴァイロームが似ているが、兄弟でも非同居の場合にはお互いにかなり異なるヴァイロームを持つようになる。

また、個体の中では、ウイルスは同じものが一様に広がっているのではなく、臓器・組織ごとに特徴的なヴァイロームがみられる、たとえば、口腔内《こうくうない》、呼吸器、消化器、生殖器、皮膚などでは、棲みついているウイルスの種類がお互いに少しずつ異なり、それぞれの臓器・組織に特徴的に存在するウイルスがある。

このように、体内には実は多種多様なウイルスが存在し、病気を起こすことなしに、いわば生理的なヴァイロームが形成されている。

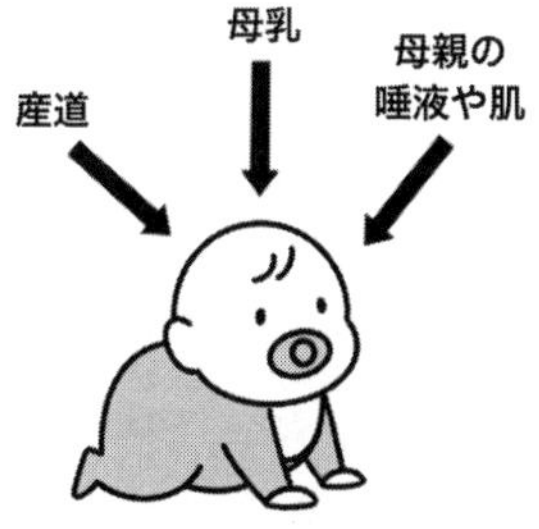

乳幼児の段階で、すでに体内にはウイルスが存在している。主なルートとしては、産道や母乳など母親を経由するものと、母親の唾液や肌などから侵入するものがある

細菌に潜むウイルス「ファージ」

母親由来のウイルスに加えて、一部のウイルスは環境に由来する。そのようなウイルスの多くは、実はわれわれの細胞内にいるのではなく、マイクロバイオーム中の細菌の内部に存在する。その典型がバクテリオファージ（以下ファージ）とよばれるものだ。バクテリオはbacteria（細菌）、ファージはギリシャ語のphagos（食べる）に由来する言

葉で、一部のファージ（後述）が細胞に感染すると細菌が食い尽くされるかのように死滅するので付いた名前だ。ファージは、いわば細菌に寄生するウイルスで、体内で細菌が存在するところには必ず存在する。

ファージには、ゲノム（遺伝情報）としてＤＮＡを持つものとＲＮＡを持つものがある。その形状は、まるで月面着陸する宇宙船のようであり、頭部と尾部に分かれている。頭部にはファージのゲノムが収納され、尾部にある「足」を介してファージが細菌表面に取り付くと、細菌内にファージのゲノムが注入される。すると、細菌がもともと持っている酵素の働きによってゲノムが複製され、細菌内で子孫ファージが大量に作られ、やがて細菌

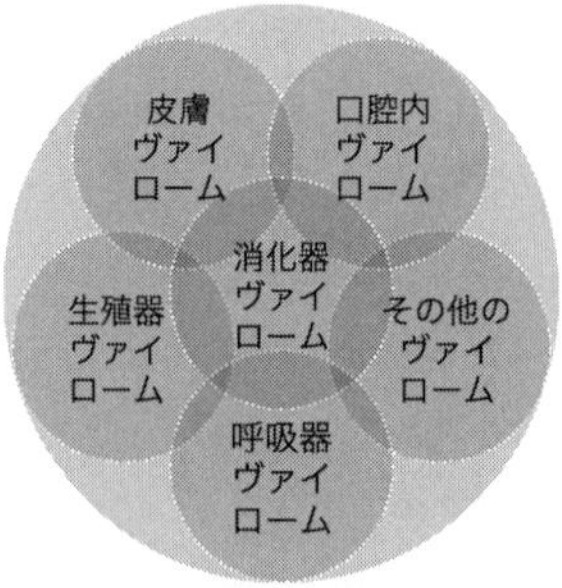

からだを構成するヴァイローム

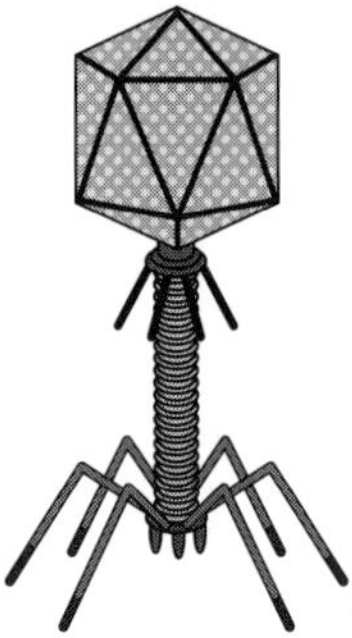

バクテリオファージ

の外に放出される。

その場合には、細菌が溶けて殺されてしまう場合と（溶菌という現象）、細菌が殺されずに生き延びて一部のファージが細菌のゲノム内に維持される場合がある（溶原化という現象）。どちらの現象もヒトの健康に大きな影響を与える。ファージ感染した細菌の溶菌、溶原化がヒトに与える影響の例を挙げてみよう。

自分が増えるときに細菌を殺してしまうファージは溶菌性ファージとよばれる。ファージが特定の細菌の菌体内に入り込むと、そこで自分自身を複製して数を増やし、子孫ファージは宿主細菌の細胞壁を壊す溶菌酵素を作り、膜を溶かして（＝細菌を殺して）外に出てくる。そして次の細菌に感染して同じ過程を繰り返し、感染の範囲を次第に広げていく。

このようなファージは特定の細菌を殺す「必殺仕事人」としての性質を持つ。このように書くと、人体にとって有害な「凶悪犯」のように思われるかもしれないが、生体内では、むしろ悪い細菌が増えないように「監視役」として働いていると考えられている。アメリカでは実験的にファージを使って、抗生物質が効きにくい多剤耐性菌を選択的に殺す試みが進んでいる。その劇的ともいえる例を紹介しよう。※3
それは2015年秋のことだった。カリフォルニア大学サンディエゴ校（UCSD）精神科教授のトム・パターソン（68歳）は、エジプト旅行中に突如、背中に強い痛みを覚えた。

※3　Schooley RT et al, Antimicrob Agents Chemother, 61(10): e00954, 2017、「ファージセラピーの臨床応用と世界の動向－パターソン症例から」藤木純平ほか、THE CHEMICAL TIMES, 250 25–31, 2018

彼は糖尿病持ちだったことから、おかしな細菌に感染したのではないかと心配して病院を受診すると（註：糖尿病患者は病状が進むと感染症に罹りやすくなる）、重度の急性膵炎と診断され、ただちに抗生物質投与を受けた。しかし、効果がまったく見られず、容態は悪くなる一方で、急遽、ドイツに移送された。

原因菌の探索が行われた結果、多剤耐性菌の一つ、アシネトバクター・バウマニ（*Acinetobacter baumannii*）が検出された。この細菌は、いわゆる日和見《ひよりみ》感染（＝健康な状態では病気を発症しないような弱い病原性の微生物感染により病気を発症すること）を起こす病原体のひとつで、土壌や水の中に普通に存在し、健常人では問題を起こさないが、糖尿病などの慢性疾患のために免疫力が落ちた人では感染を起こすことがある。そこで、この菌に有効とされる抗生物質がパターソンに投与されたが、効果はなく、病状はさらに悪化し、ついには勤務先のアメリカUCSDに移送され、ICU（集中治療室）治療を受けるにいたった。

この間、パターソン夫人はUCSD医学部の健康科学部の副学長で医学知識があったことから、藁《わら》をもつかむ思いで新しい治療法に関する文献を探し回り、ついに見つけたのがベルギーの研究グループによる論文[※4]「アシネトバクター・バウマニに対して溶菌活性を持つ新しいファージの解析」であった。ただ、この論文では試験管内でアシネトバクター・バウマニを殺せるファージが同定されていたものの、その性状が一部明らかにされただけ

※4　Merabishvili M et al, PLOS One 9(8): e104853, 2014

であり、臨床応用できるかどうかはまったく不明だった。

しかし、夫を想うパターソン夫人は、主治医のスクーリー教授にこのファージが治療用に使えるかどうか調べてほしいと懇願した。一方、主治医側も今の抗生物質療法ではパターソンを救える見込みがほぼなかったことから、討議に討議を重ね、ついにスクーリー教授は「ルビコン川を渡る」決断をした。急いで、前記の論文を書いたベルギーの研究グループからファージ・ライブラリーを入手し、その中から特にアシネトバクター・バウマニに対して溶菌活性が強いファージを数種類選別してそれをカクテルとしてパターソンに投与する準備をし、同時にＦＤＡ（アメリカ食品医薬品局）から新しい治療を行うための許可を得たのである。

２０１６年3月15日、このファージカクテルがパターソンの腹腔内に投与され、さらにその2日後には静脈内にも投与された。当時、彼は重度の肝障害、腎障害を起こしていて昏睡《こんすい》状態だったが、ファージ投与から時間が経つにつれて容態は次第に快方に向かうとともにやがて意識が回復し、２０１６年8月12日にはついに無事に退院するにいたった。ファージセラピーの実施期間は合計59日間だった。これは、ヒトに対して行われたファージセラピーで劇的な効果が得られた一例である。

その後、２０２２年に出たメタ解析[※5]（これまでに出た論文を総合的に解析したもの）論文によ

※5　Aranaga C et al, Int J Mol Sci, 23: 4577, 2022

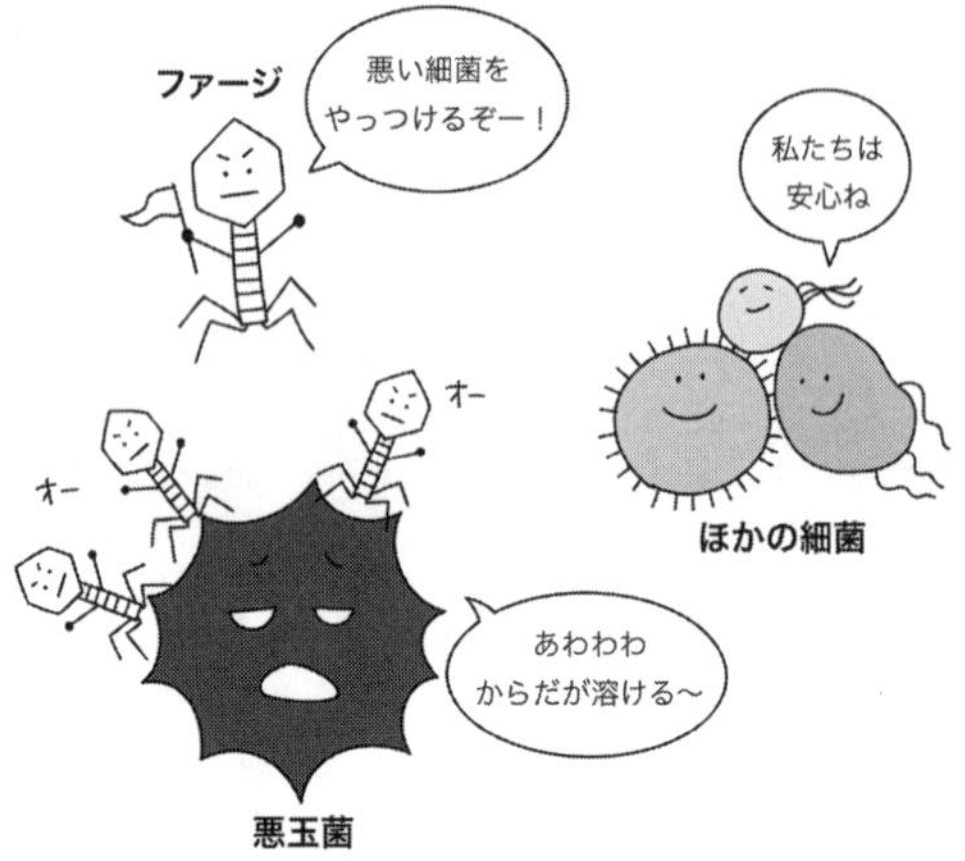

溶菌性ファージを用いた殺菌目的のファージ製剤

ると、世界中で165名の多剤耐性菌感染患者がこの治療法を受け、約15%では効果が見られなかったものの、約85%で感染が有意に改善あるいは感染が軽快したとのことである。現在も多剤耐性菌感染に対するファージセラピーの有効性の検討が続いている。

　ファージセラピーの良いところは、薬剤を使用するよりも細菌に対する選択性が高く、かつヒトには感染できないため、直接的な悪影響を及ぼしにくい点にある。パターソンの例を見ても明らかなように、肝障害・腎障害は投薬の大きな妨げとなるが、ファージセラピーにはこの点においても躊躇なく適用できる。

[※6]欧米ではこの溶菌性ファージの「選択的な」殺菌性を利用したファージ製剤がすでに商品化されていて、食肉の加工などの際に実際に用いられている。たとえば、リステリア

※6　山本、山崎、日本食品化学会誌、67 (10): 352, 2020

菌（細菌の一種で、食肉、乳製品や野菜などに付着して乳幼児や妊婦、高齢者に食中毒症状を起こす）による汚染が多い食肉やその製品を包装する前に、リステリア菌を死滅させる溶菌性ファージ6種類を混合したものを表面にスプレーして殺菌するというものだ。

「毒をもって毒を制す」ではなくて、ファージを「善玉」として機能させて、「毒＝食中毒を起こす悪玉細菌」を抑えるというわけである。この場合、ファージはリステリア菌だけに入り込むので、ほかの細菌までやっつけることはなく、「選択的な殺菌剤」として機能する。ほかの微生物までやっつけてしまうと、たとえば乾燥熟成による美味しい牛肉は食べられない、ということになる。

O157は赤痢菌の毒素をファージが水平伝播

一方、細菌を殺さずに生かしたままにしておくファージは溶原性ファージとよばれる。細菌の菌体内に溶原性ファージの遺伝子が入ると、宿主の細菌のゲノムの中に組み込まれて（＝溶原化）、細菌の中でファージがいわばステルス型として維持され（これをプロファージという）、分裂後も子孫の細菌に受け継がれるようになる。つまり、このタイプのファージは一種のパラサイト（寄生虫）で、宿主の細菌を殺さずに共生をして、自分はプロファージとなり生き延びる。そして、宿主細菌に外部からの刺激が加わると、プロファージ遺

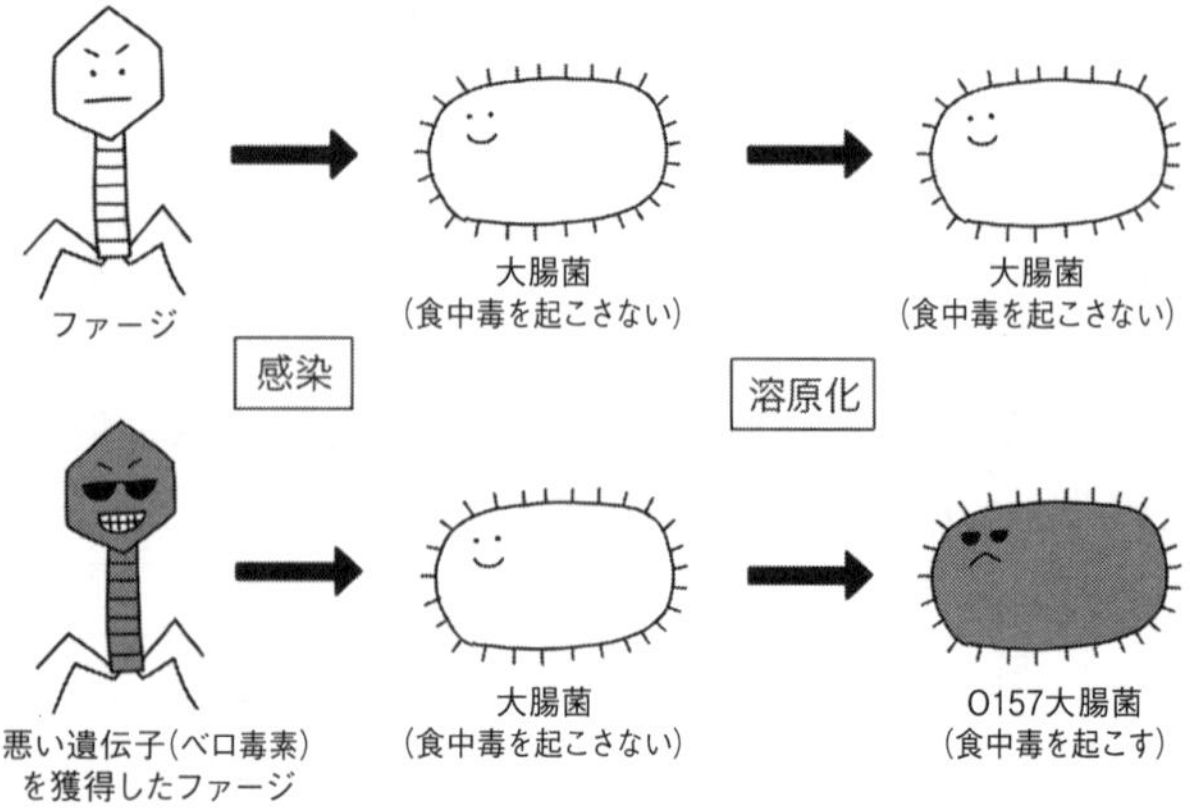

溶菌性ファージが介在する、O157への赤痢菌毒素の水平伝播

伝子が細菌のゲノムから切り出されて自己複製を開始する。すると、溶菌性ファージの場合と同様に増殖して、最終的にはファージが宿主細菌を溶かして外に出てくる。このような現象は、しばしば細菌間で、遺伝子のやりとり（＝水平伝播）をするのにかかわる。

具体的に紹介しよう。普通の大腸菌は、いわゆる腸内細菌の一種であり、ほとんどの大腸菌株は無害である。ところが、ひどい食中毒を起こす大腸菌０１５７は、本来は赤痢菌が産生するはずの毒素（＝ベロ毒素）を有している。これに一役買っているのが、溶原性ファージである。

まず、特定のファージが赤痢菌内で増殖する際に赤痢菌ゲノムと遺伝子組換えを起こし、その結果、ベロ毒素をコードする遺伝子がファージゲノムに取り込まれることがある。[※7]そのようなファージが大腸菌内に感染して、溶原化を起こすと、赤痢菌由来のベロ毒素が大腸菌のものとなり、その大腸菌は一定の条件のもとでベロ毒素を作ってヒトに強い食中毒を起こす。すなわち、本来無害な大腸菌にファージが感染することで、大腸菌を「強力な悪玉」に仕立ててしまうのである。

このように、溶菌性ファージも溶原性ファージも、どちらも特定の細菌と相互作用することにより、「善玉」になったり、「悪玉」になったりして、人の健康に大きく関わる。

ウイルスは単独では「生きられない」

ウイルスの大きさは通常は0・1マイクロメートル以下で、多くはナノメートル単位であり、電子顕微鏡でないとその姿を確認できない。一方、細菌は通常、マイクロメートル単位で、光学顕微鏡で見ることができる。

ウイルスは、生命の最小単位とされる細胞を持たず、タンパク質の殻と核酸からなる粒子である。ミトコンドリア（エネルギー産生に関わる細胞内小器官）を持たないので、自分でエネルギーを作ることはできない。また、リボソーム（タンパク質合成に関わる細胞内小器官）を持たないので、自分でタンパク質を作ることもできない。宿主細胞の中に入り込んで、宿主細胞のタンパク質合成機構、代謝機構やエネルギーを借用して、はじめて増殖（＝自己

※7　牧野、品川：化学と生物、38(2): 83, 2000

ミリメートル	マイクロメートル（1000分の1ミリ）	ナノメートル（100万分の1ミリ）	ピコメートル（10億分の1ミリ）
クレジットカードの厚み 千円札10枚 （≒1ミリ）	ヒトの細胞 細菌	多くのウイルス	原子 分子 素粒子
肉眼で容易に見える	光学顕微鏡で見える	電子顕微鏡で見える	小さすぎて見えない

小さくなっていく →

ウイルスの大きさ

増殖）が可能になる。

教科書的には「ウイルスは細胞を持たず、自分でエネルギーを作れないだけでなく、代謝もできない。したがって、ウイルスは生物ではない」と書かれることが多い。

しかし、本当にそうだろうか？　確かにウイルスは単独では生きられないものの、感染する細胞があれば、それを利用して増殖する。まるで自分の意思を持っているかのように周囲の細胞に感染を広げ、さらには別の個体にまで感染を広げることもある。さらに、ウイルスは変異をすることにより、これまで感染できなかった細胞や個体までにも感染を広げ、やがて世界的なパンデミックを起こすことすらある（新型コロナウイルスがまさにその例である）。

つまり、ウイルスは、条件が揃えば、自己を維持しながらそこからの展開・発展を繰り返すことができる。このことから、植物病理学者の中屋敷均は次のように書いている。

〈ウイルスは例外なくDNAやRNAといった「進化のロ

ジック」を内包した装置を保有しており、「生命の鼓動」を奏でている存在である。（中略）生命の本質を、この「生命の鼓動」による進化と考えるならば、ウイルスは当然、生命の一員ということになる……〉（中屋敷均：『ウイルスは生きている』〈講談社現代新書〉）。

この意見には筆者も賛成である。ウイルスは確かに典型的な生物ではないが、細胞に寄生することによって生命活動に関わることから、いわば一種の「パラサイト＝寄生性生命体」ともいえるのかもしれない。

一方、ウイルスは生物ではないという考え方に立てば、ウイルスは「微生物（＝微小な生物）」ではないということになる（武村政春：『ヒトがいまあるのはウイルスのおかげ！』〈さくら舎〉）。

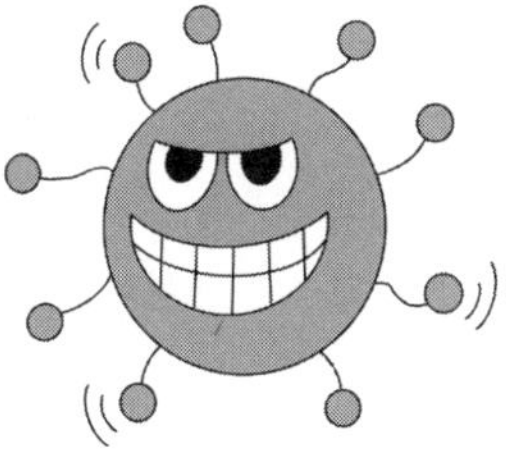

ウイルスは生きているのか

一般的な教科書にも確かにそのように書かれている。

しかし、ウイルスが細胞に寄生してあたかも「生きている」ように行動し、さらに、ウイルスが動物から動物へと移動しながら世界中に広がる「ダイナミズム」を持つ点に注目すると、ウイルスは一種の微生物であるとも考えられ、「パラサイト＝寄生性生命体」と見なすのにはそれなりの妥当性がある。

第３章

ウイルスに感染すると、なぜ病気になるのか

地球上に存在する1億種類以上のウイルスの大半は無害で、宿主と共生しているが、一部のウイルスは病気の原因となり、時に宿主の命を奪う。なぜ、ウイルスに感染すると病気になるのだろうか。本章では、ウイルスが感染を起こすメカニズムを交えながら、この問題を考えてみたい。

ウイルスの基本的な形と構造

多くのウイルスでは、タンパク質でできた被膜（カプシド）が遺伝情報であるゲノム（DNAかRNAのどちらか）を包んでいる。これがウイルスの基本的な構造である。カプシドは12個の頂点と20個の面を持つ正20面体であることが多く、その中にゲノムが収納されている。カプシドとゲノム核酸を合わせてヌクレオカプシドという。また、一部のウイルスではカプシドの外側をエンベロープという脂質でできた膜に包まれていることがある。

このエンベロープは宿主細胞由来の脂質膜である。ウイルスはちゃっかりと宿主が作り出した脂質を借用して、自らを包む膜を作り出しているわけだ。

エンベロープには、ウイルス由来の多様な糖タンパク質

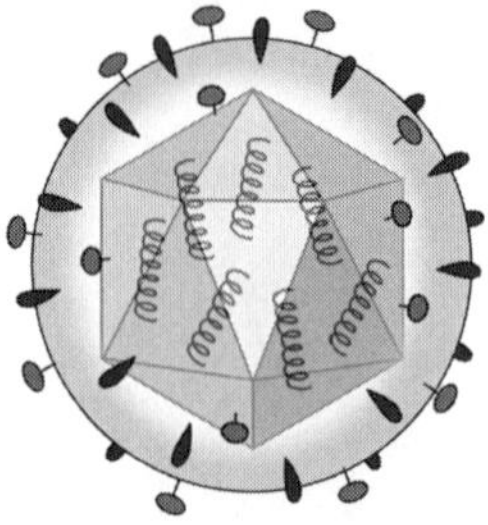

ウイルスの基本構造

（＝タンパク質を構成するアミノ酸の一部に糖鎖が結合したもの）が突き刺さっている。その例が新型コロナウイルスのエンベロープから外に向かって突き出ているスパイクタンパク質だ。ヒトの細胞に侵入するときに必要な構造である。

先に述べたようにエンベロープは脂質からできているので、70％アルコールや石けん液に触れると壊れやすい。これが感染防御のためにアルコール噴霧や手洗いが推奨されるゆえんである。余談であるが、アルコールを噴霧しすぎると手指が荒れてくるのもヒト表皮細胞の脂質に影響するからである。ちなみに、食中毒を起こすノロウイルスはこのエンベロープを持っていないので、アルコール消毒剤を使ってもウイルスの感染能力を失わせることはできない（もちろん手洗いそのものは、手に付いたウイルス量を減らすので、感染リスクを下げるために有効である）。

ウイルスの設計図　DNAそれともRNA？

ウイルスの外観は実にさまざまだ。ヒトと比べるとその多様性は非常に大きい。ヒトであればからだの形が極端に違うことはないが、ウイルスではお互いにまったく違う形をしたものがある。多くは、球状あるいは多面体だが、細長いものや、もっとずっと複雑な形をしたものもある。これを見ただけで、ウイルスの起源は単一ではなくて、いくつもの起

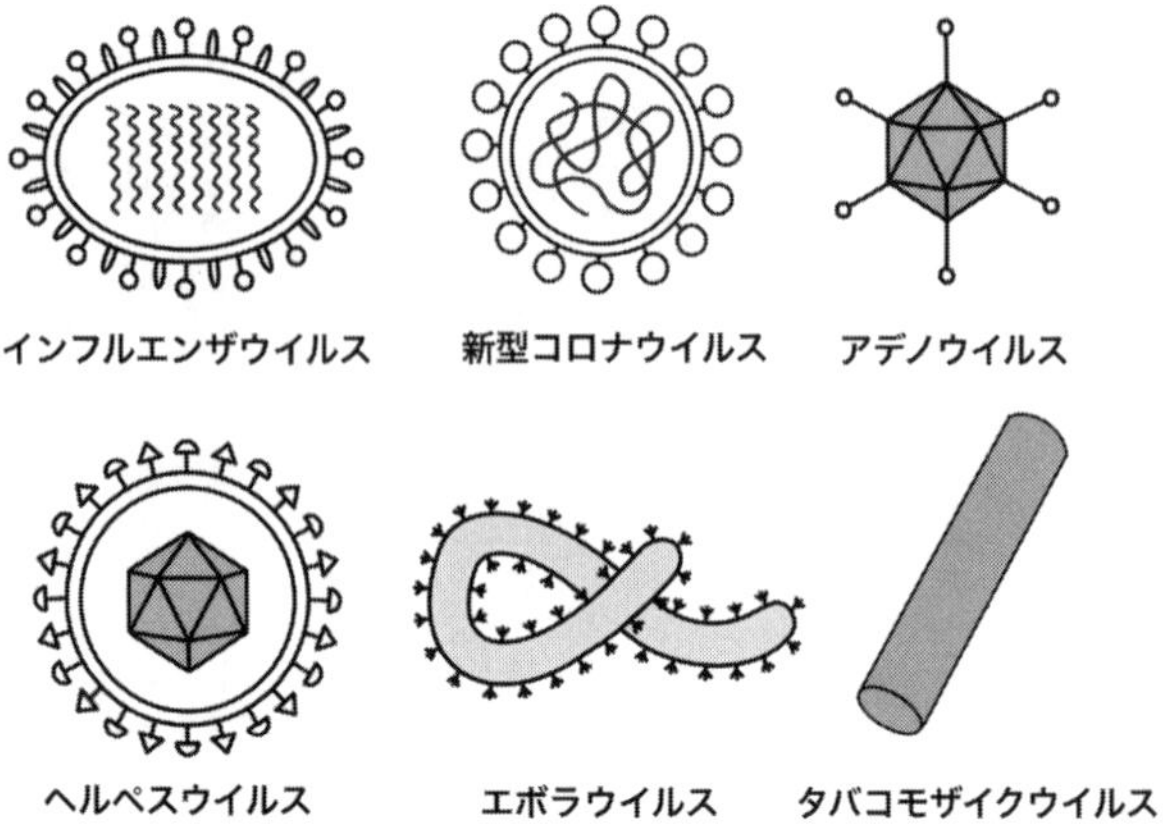

ウイルスの種類

源があることが想像される。

一般に、生物は遺伝子という自分自身の設計図を持つ。この設計図には、通常、DNA（デオキシリボ核酸）という物質を使ってタンパク質の作り方が書かれている。つまり、通常の生物では、タンパク質の情報はDNAに記されている。

その情報をリボソーム（細胞内でタンパク質合成を行う小器官）に伝える際には、DNAの二重らせんがほぐれてRNAに「転写」され、メッセンジャーRNA（mRNA）ができる。

mRNAは細胞核の外に運ばれてリボソームに結合する。そこでRNAの配列に対応するアミノ酸が運ばれてきて、指定された順番につながっていき、タンパク質ができる。これが「翻訳」というプロセスである。

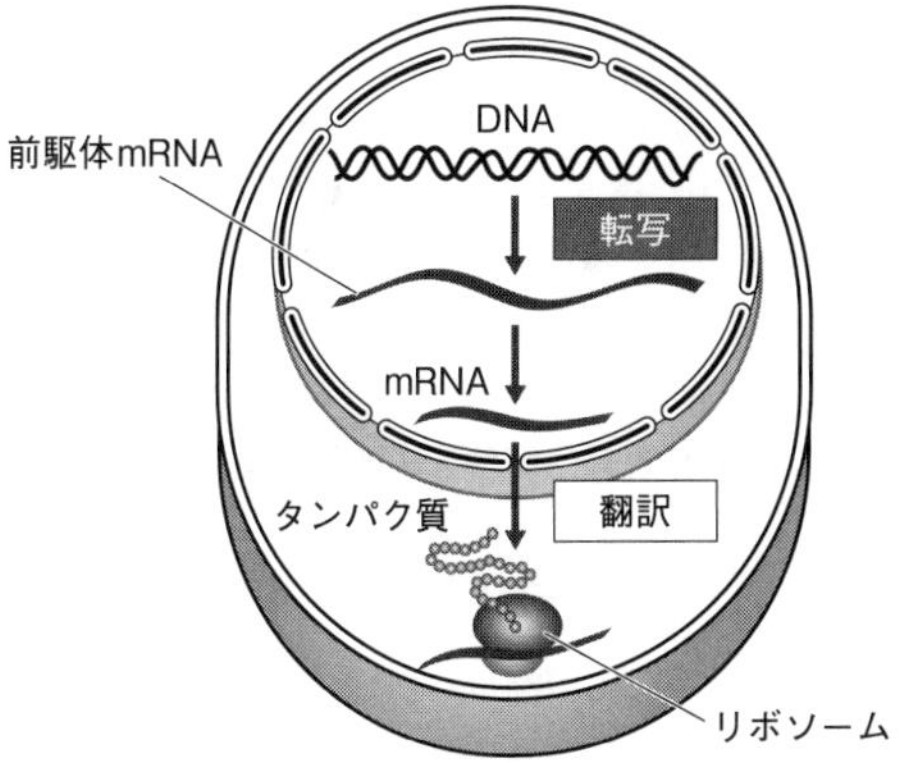

DNA→RNA→タンパク質、遺伝情報からタンパク質合成までの流れ

すなわちDNAから「転写」というプロセスによりRNAができ、RNAから「翻訳」というプロセスによりタンパク質ができる。これはすべての生物に共通して備わっている遺伝情報に関する原則であることから「セントラルドグマ」とよばれる。前章でも論じたが、ウイルスが生物であるか非生物であるかは議論があるところだが、ウイルスは、セントラルドグマに支配されるDNAあるいはRNAを持っている。

ウイルスが多種多様であることからも推測されるが、その遺伝子が記録されている遺伝物質はバリエーションに富む。ウイルスのゲノムは、二本鎖DNA、一本鎖DNA、二本鎖RNA、一本鎖RNAなど、多様である。

私たちヒトを含む多細胞生物のゲノムはつねに二本鎖DNAからなるが、DNAウイルスは、二

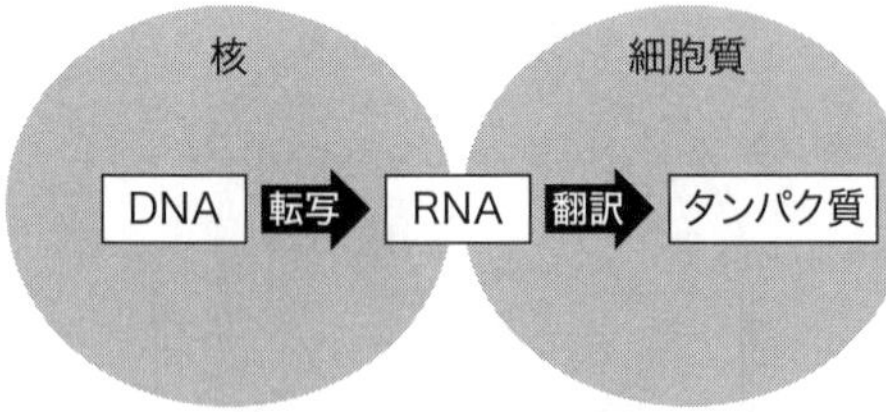

真核細胞における転写と翻訳の流れ（セントラルドグマ）

本鎖ＤＮＡあるいは一本鎖ＤＮＡのいずれかを持つ。通常の生物と同様に、宿主細胞の中で自己のＤＮＡからＲＮＡを介して種々のウイルスタンパク質を作り、増殖する。後で出てくる各種のヘルペスウイルス、天然痘ウイルスやヒトパピローマウイルスがこのグループに属する。

一方、ＲＮＡウイルスは、ゲノムとして二本鎖ＲＮＡあるいは一本鎖ＲＮＡを持つ。一本鎖ＲＮＡには、プラス鎖とマイナス鎖のものがある。プラス鎖とは、一本鎖ＲＮＡが鋳型としてそのままメッセンジャーＲＮＡになるもののことであり、そこからウイルスタンパク質が作られる。新型コロナウイルスやC型肝炎ウイルスがこのグループに属する。

これに対してマイナス鎖では、ウイルス由来ＲＮＡ合成酵素によって一度プラス鎖が作られ、それが翻訳されてウイルスタンパク質ができる。インフルエンザウイルスやムンプス（おたふくかぜ）ウイルスなどがこのグループに属する。

また、ＤＮＡウイルス、ＲＮＡウイルスの他に、３つ目のグル

	ゲノムの種類、形	主なウイルス
DNAウイルス	二本鎖DNA	単純ヘルペスウイルス、天然痘ウイルス、ヒトパピローマウイルス、アデノウイルスなど
	一本鎖DNA	アデノ随伴ウイルス、パルボウイルスなど
RNAウイルス	二本鎖RNA	ロタウイルス、レオウイルスなど
	一本鎖プラスRNA	新型コロナウイルス、風しんウイルス、ヒトライノウイルス、C型肝炎ウイルスなど
	一本鎖マイナスRNA	インフルエンザウイルス、ムンプスウイルス、麻しんウイルス、狂犬病ウイルスなど
逆転写ウイルス	一本鎖RNA（逆転写）	ヒト免疫不全ウイルス（エイズウイルス；HIV）など
	二本鎖DNA（逆転写）	B型肝炎ウイルスなど

ウイルスのゲノムの種類

ープがある。ウイルスの複製過程において「逆転写」というステップを持つもので、逆転写ウイルスともいえるグループだ。その中には、逆転写RNAウイルスと逆転写DNAウイルスがある。

前者の逆転写RNAウイルスにはヒト免疫不全ウイルス（エイズウイルス、HIV）が属する。RNAをゲノムとして持ち、RNAからDNAへと「逆転写」をして、二重らせんのDNAを作り、宿主細胞のDNAに紛れ込む。レトロウイルスとも呼ばれてきた。この場合、「レトロ」とは「昔の」という意味ではなく「逆の」という意味である。通常の生物はDNAからRNAへと転写を行うが、レトロウイルスはRNAからDNAへと「逆転写」をする。すなわち、前述の「セントラルドグマ」の存在はこのウイルスによって破られた。宿主のゲノムに入り込むと感染細胞を殺さない限りウイルスを追い出せなくなるので怖いタイプのウイルスである。

一方、後者の逆転写DNAウイルスにはB型肝炎ウイルス（HBV）が属する。このウイルスも複製過程の中に、DNA→RNAというステップだけでなく、RNA→DNAというステップを持つために、DNAウイルスだが分類上、逆転写ウイルスのグループに入れられている。

どうしてウイルスに感染すると病気が起きるのか？

前にも述べたごとく、われわれの身の回りにはたくさんのウイルスがいるが、多くのものは病気を起こさない。それどころか、一部のものはわれわれの中に棲みついていて生理的な役割を果たすものもある。ところが、誰にも覚えがあるはずだが、われわれが病原性のあるウイルスに感染すると、さまざまな不快な症状が現れ、やがて病気となる。どうして一部のウイルスは病気を起こすのだろうか？

ウイルスが宿主に感染して病気を起こすかどうかは、ウイルスと宿主の組み合わせに依存する。この点、大事なのは、ウイルスの宿主に対する感染性と病原性である。

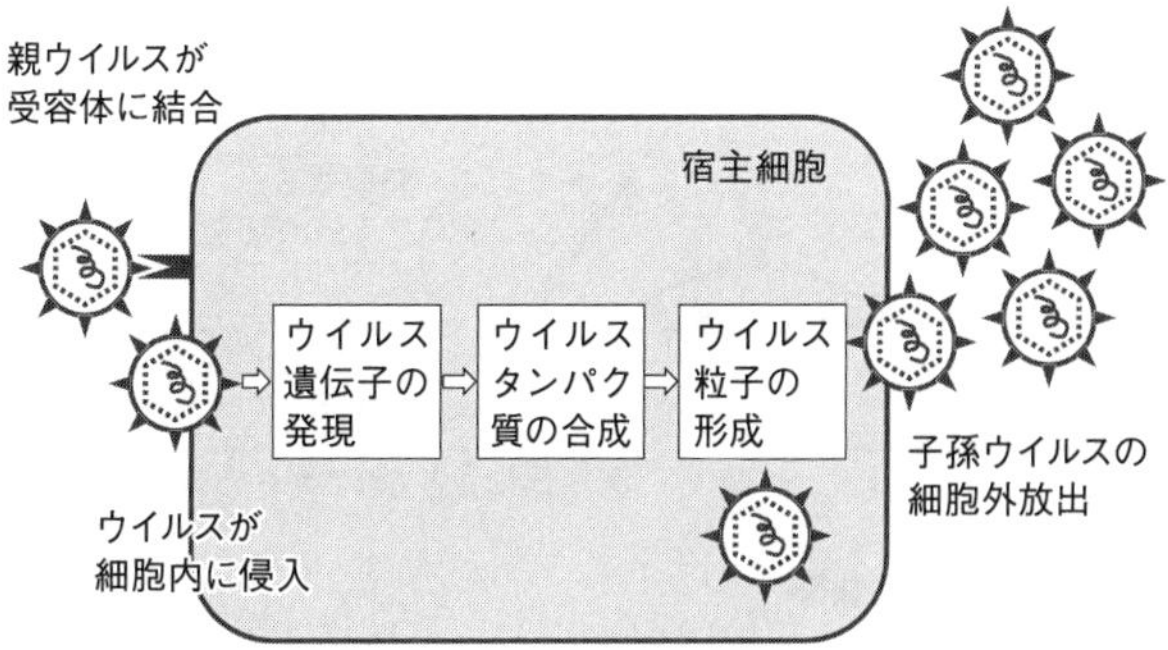

ウイルスの感染機構

ウイルスの感染性とは、ウイルスが宿主の細胞内に侵入して増殖できるか（あるいは持続的に存在できるか）どうかということである。つまり、細胞内に入って増殖できる（あるいはそのまま維持される）ウイルスはその宿主に対して感染性を持つ。一方、細胞内に入れないウイルスはその宿主においては感染性がない。これはウイルスが細胞なしには活動できないことから当然であろう。

したがってウイルスが病気を起こすためには、親ウイルスがまず宿主の細胞膜に結合して、細胞内に侵入することが必要である。そのために必須の構造が、ウイルス表面に出ている特定のタンパク質だ（新型コロナウイルスの場合はスパイクタンパク質がこれに当たる）。

一方、宿主細胞の表面には、この物質に対する受容体（レセプター）があり、ここにウイルスの特定のタンパク質がうまく結合すると、細胞内にまんまと侵入で

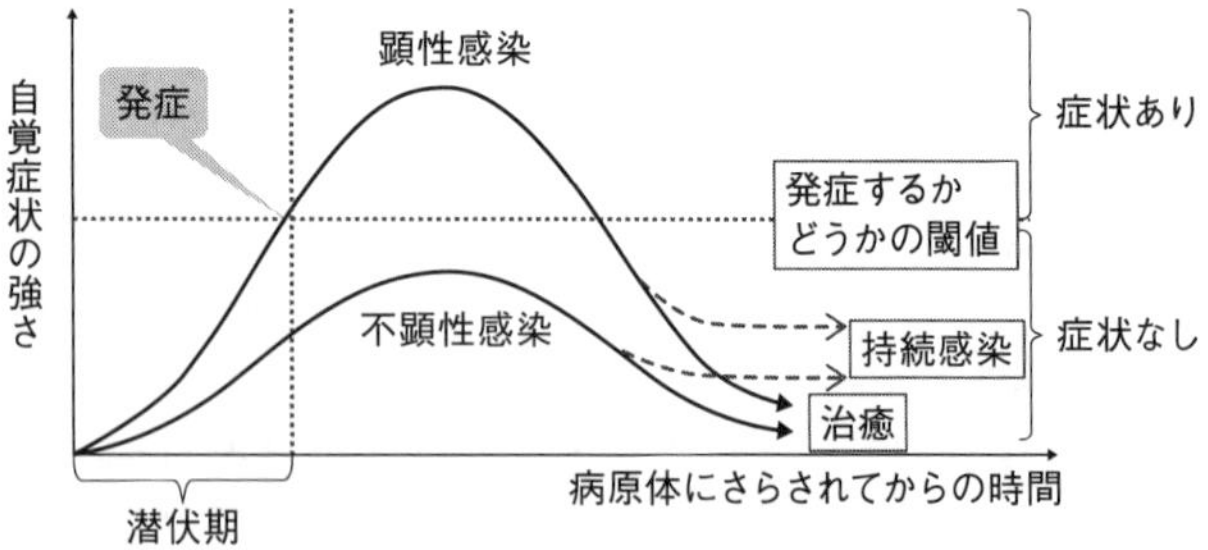

顕性感染と不顕性感染

きる。ウイルスが持つ特定のタンパク質という「鍵」と、細胞の受容体という「鍵穴」の形がピタリと合ったときにだけ感染が成立するわけだ。

たとえば肝炎ウイルスは肝臓の細胞に感染するが、これは肝炎ウイルスの特定のタンパク質が、肝臓の細胞にだけ存在する受容体に結合できるからである。

ただし、感染したからといっても必ず病気を起こすわけではない。「不《ふ》顕性《けんせい》感染」といって、感染してもまったく症状を起こさないことがある。からだの免疫力が強いと、ウイルスが一定以上増えることができず、そのために症状が出ないという状態だ。不顕性感染の多くは一時的なものであり、やがて体内からウイルスが消えてしまう。

しかし、病原ウイルスが増殖して、その量が一定の閾値《いきち》を超えると、はっきりとした症状が出てくる。これが「発症」であり、「顕性感染」という状態だ。たとえば、多くの人が経験するように、インフルエンザに感染して発症する

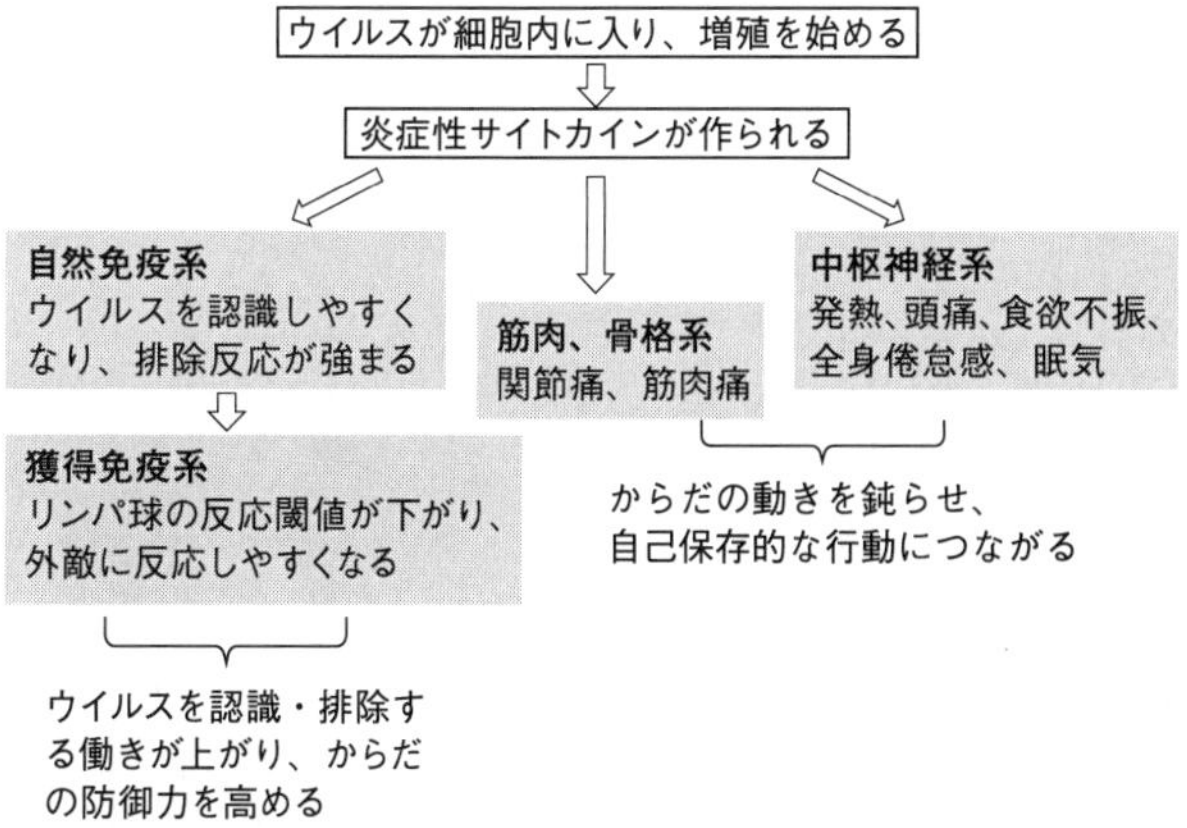
ウイルスが細胞内に入り、増殖を始める
炎症性サイトカインが作られる
自然免疫系
ウイルスを認識しやすくなり、排除反応が強まる
獲得免疫系
リンパ球の反応閾値が下がり、外敵に反応しやすくなる
ウイルスを認識・排除する働きが上がり、からだの防御力を高める
筋肉、骨格系
関節痛、筋肉痛
中枢神経系
発熱、頭痛、食欲不振、全身倦怠感、眠気
からだの動きを鈍らせ、自己保存的な行動につながる

ウイルス感染によって作られる炎症性サイトカインがさまざまな臨床的症状を発生させる

と、急に高い熱が出て、頭痛、筋肉痛、関節痛、全身倦怠感（だるさ）などが出て動けなくなる。

これは、細胞内でウイルスが増えるとそれが感染細胞を刺激し、そのためにさまざまなことが起きるためである。

たとえば、インフルエンザウイルスや新型コロナウイルスでは、呼吸器系の上皮細胞に感染して細胞内でウイルスが増殖すると、細胞が急いで炎症性サイトカインを作り始める。炎症性サイトカインとは、炎症を起こすサイトカイン（＝細胞どうしが互いにシグナルをやりとりするときに使う一群のタンパク質）のことで、からだに敵が侵入してきた際の警報役として機能する。

よく知られている炎症性サイトカインと

しては、インターロイキン－1（IL－1）、IL－6、TNFαなどがある。いずれも、自分やまわりの細胞に異物侵入の警報を出し、異物に対する反応を強化させる物質だ。炎症性サイトカインは免疫系、神経系、筋肉骨格系などいくつもの生体系に働く。

こうした炎症性サイトカインは、われわれのからだに生まれつき備わった自然免疫という病原体の侵入を防ぐ仕組みを動きやすくさせる（詳しくは第6章で解説する）。

第1章でも説明したように、自然免疫系はわれわれが生後に獲得する仕組みである獲得免疫系にも働いて、その主役であるリンパ球が外敵に反応しやすい状態にする。これらのことから、炎症性サイトカインが作られると、ウイルスに対するからだの総合的な防御力が高まる。

ただし、「過ぎたるは猶《なお》及ばざるが如し」。炎症性サイトカインが作られすぎると、不快な症状が出てくるようになる。たとえば、ウイルスが細胞内で増殖しすぎて宿主細胞が傷つき死ぬと、組織にお掃除役として存在するマクロファージなどの食細胞が死細胞を取り込み、多量の炎症性サイトカインを作るようになる。すると、炎症性サイトカインが血管内に入り、さらに脳の血管に働いて、脳内である種の生理活性物質が作られ、これが脳の体温調節中枢に働いて発熱をもたらし、さらには疲労感、全身倦怠感や頭痛などの原因ともなる。これがいわゆる典型的な「風邪症状」だ。いずれも、からだの動きを鈍らせることなり、結果的に自己保存的な行動につながる。一種の受動的な防御反応ともいえる。

一方、体内へのウイルスの侵入量が少ないときや、からだの免疫力がウイルスの増殖を抑えることができるときには、ウイルスの増えすぎは起こらず、そのために炎症性サイトカインの作りすぎにはならないので、結果的に先に述べた「不顕性感染」となる。「知らないうちに罹っていた」という場合がそれだ。

コウモリはウイルスの孵卵器？

この不顕性感染は、ヒトだけでなく、野生の動物でも見られる。その一つの例が、コロナウイルスを持つ一部のコウモリである。これらのコウモリは新型コロナウイルスを含む種々のコロナウイルスを細胞内に持っているが、病気にはならない。その理由として、いくつかの仮説がある。

一つは、コウモリは強力な自然免疫系があるため、ウイルスを抑え込んでしまう可能性である。しかし、たとえそうだとしても、なぜ獲得免疫系が働き出して多種類のウイルスを排除しないのかはわからない。というのは、哺乳類では通常、自然免疫が働くと獲得免疫も働き、両者が相まって体内に侵入してきたウイルスを排除するからだ。きわめて不思議な現象だが、コウモリの免疫系に関する研究はほとんど進んでいないこともあり、コウモリの免疫調節についてはほとんど何もわかっていない。

最近、おもしろい仮説が提出されている。それはコウモリにはウイルス増殖を許す何らかの特殊な環境があり、同時に細胞内ウイルス増殖に対しては耐性を持っているというものである。

つい最近のことだが、アメリカの研究グループが、[※1]コウモリからいわゆるiPS細胞（＝人工的に作った多能性幹細胞：章末註）を作った。コウモリの細胞は採取や培養が難しいので、いつでも実験室内で研究に使える細胞を作る目的で、多様な細胞に分化できるiPS細胞が実験的に作製されたのだ。

このコウモリのiPS細胞を調べてみると、なんとレトロウイルスを含む多数の内因性ウイルス遺伝子が活性化されていて、その転写や翻訳が起きていた。さらにはほかの細胞への感染性はなかったものの、レトロウイルス由来の粒子まで細胞内外において観察されたのである。つまり、iPS細胞を見る限り、ウイルスが非常に増えやすく、コウモリ細胞はウイルスにとってまるでインキュベーター（孵卵器）のような状況であることがわかった。

ただし、コウモリ細胞にはウイルスに対する何らかの「耐性」があることは確かで、ウイルスが増えても細胞が死んだり病的な変化はまったく起きていなかった。つまりコウモ

※1　Déjosez M et al, Cell, 186: 1, 2023

り細胞と内因性ウイルスは共存関係にあったのである。ただし、これがｉＰＳ細胞だったからそうだったのかは今のところわかっていないが、コウモリでコロナウイルスが増えても病気にならない理由の一つがここにあるのかもしれない。

あまりに「凶暴な」ウイルスは生き残れない

以上、見てきたように、一部のウイルスは宿主に感染し、体内で増殖して多くは病気を引き起こしながら子孫ウイルスを産生し、次の宿主に感染することで、その「生息域」を広げていく。潜伏感染のようにずっと眠っていては、一個体の中では一生を共にできるが、宿主が亡くなると同時にウイルスもこの世から消滅してしまう。ウイルスが次の宿主に感染するためには、ある時点では子孫ウイルスを産生しなければならないが、ウイルスの病原性が高すぎると、今度は逆効果となる。ウイルスがあまりに凶暴だと宿主が死んでしまい、一定程度広がったところでそれ以上感染が進まなくなるのだ。

その例がヒトコロナウイルスのＳＡＲＳコロナウイルスやＭＥＲＳコロナウイルスによる感染だ。ＳＡＲＳ（severe acute respiratory syndrome：重症急性呼吸器症候群）は、コウモリから広がったＳＡＲＳコロナウイルスによる感染症で、２００２年に中国で始まった。通常の風邪症状から急激に重症化して肺炎を起こし、致死率が約10％と高かったので恐れられたが、結局、感染者が全世界で８０００人を超したあたりで流行が止まり、それ以上感染が広がることがなかった。

ＭＥＲＳ（Middle East respiratory syndrome：中東呼吸器症候群）も同様だった。ＭＥＲＳは、ラクダ由来のＭＥＲＳコロナウイルスによる感染症で、２０１２年に中東諸国で始まった。通常の風邪症状から急激に重症化して肺炎を起こし、致死率が約30％とＳＡＲＳよりもさらに高かったが、全世界で感染者が２００人に達するあたりから流行がぱたりと止まり、それ以上広がらなくなった。どちらも、ウイルスの病原性が高すぎると一時的にしか広がることができないという例である。

病原性が低いウイルスのほうが実は厄介

逆に、病原性・致死性の高くないウイルスのほうがしばしば広がりやすく、さらに、変異しやすい性質を持っていれば、感染流行が大きく広がる可能性がある。その典型例が新型コロナウイルスである。

このウイルスがこの世に現れたのは２０１９年だが、実はそれより早い時点でこのようなウイルスがパンデミックを起こすことを予言していた人たちがいた。それがアメリカ・ジョンズホプキンス大学のアメシュ・アダリア医師らのグループだ。彼らは２０１８年に

「いつ大々的なパンデミックが来てもおかしくない、その病原体は呼吸器感染を起こすRNAウイルスかもしれない」と言い、「感染性が高くて、無症状あるいは軽症が多く、致死性が高くないRNAウイルス」をその具体的な候補として挙げていた。その翌年に発生した新型コロナウイルスはまさにそのものずばりであった。

感染性は高いものの病原性が高くないために、感染者はあまり亡くなることなくどんどん増える。その間、症状が出る前にほかの人に移すので（＝感染者が元気で行動範囲が狭まらないうちに他人に移すので）、感染者が増えやすい。さらに変異をしやすいので、ヒトに移りやすい変異株が出てきてもっと広がりやすくなる。

このように、感染性の高いウイルスは、ヒトの間で感染を繰り返すうちに体内で増えやすいウイルスが選ばれていくことが多い。RNAウイルスのように変異しやすいものの場合には特にそうだが、からだの免疫の力を逃れるような変異を起こすものがしばしば現れる。新型コロナウイルスのオミクロン株がその例だ。感染性が高いうえに免疫が効きにくいので、同じオミクロン株の中でもますます流行りやすいものができてきている。

こういう現象を指して、よくウイルスが擬人化されて「適者生存したためだ」とか「環境にもっとも適したものが生き残る」と言われることがあるが、ウイルスが目的を持って行動したためではない。また、ウイルスが「賢い」からではなく、またこれは「ウイルスの戦略」でもない。

ウイルスが変異をする際には、生体により棲みつきやすくなるものもその逆のものもどちらもできるのだが、生体に棲みつきやすいもののほうが、当然体内で増殖しやすく、結果として感染者の数が増えやすいということだ。感染者が多いと、ウイルスの増殖回数が増えるので、変異が起きやすくなる。すると、このようなヒトから排除されにくいウイルスができてくる。これが「自然のことわり」だ。

病原性は時とともに変わる

一方、「変異をするとウイルスは次第に病原性が弱くなるはず」などという人もいるが、科学的に明確な根拠があるわけではない。仮に、そのようなことが起きたとしても、それは数年の話ではなくてもっともっとずっと長いタイムスケールの話である。そのようなことが実際に見られたのがオーストラリアの野ウサギに感染するミクソーマウイルスだ。

以下は、今から約50年前、筆者の一人（宮坂）がオーストラリアに大学院生として留学していたときに経験したことだ。当時は新しい論文が出ても自分のパソコンでダウンロードして読むことはできず、図書館に行って新着雑誌から新しい論文を探し、読むことが必要だった。自分の知識をつねにアップデートしておくためには、週に何度も図書館に行って新着論文の確認をする作業が必要だった。そのとき、いつ図書館に行ってもつねに書き物をしている老学者がいた。それがフランク・フェナー博士（Frank Fenner：1914－2020）だった。

フェナー博士は世界から天然痘ウイルスを撲滅することに貢献したウイルス学者の一人だったが、彼にはウイルスの世界でもうひとつよく知られていることがあった。それは、彼がオーストラリアでの野ウサギの駆除のためにミクソーマウイルスを使ったことだった。オーストラリアでは、１８００年代中ごろにヨーロッパから移入されたウサギが爆発的に増えて畑や牧草地を食い荒らし、１９５０年代には農業、牧畜業に甚大な被害がもたらされていた。もともと狩猟の対象用としてわずか24匹が導入され野に放たれたのだが、その約１００年後には野ウサギの数は数億匹にまでもなってしまったのである。

そこでフェナー博士が目をつけたのがミクソーマウイルスだ。このウイルスは野ウサギに感染してほぼ１００％の死亡率をもたらす。１９５０年、フェナー博士は毒（＝ミクソーマウイルス）をもって毒（＝野ウサギ）を制すことを試みた。※2 具体的には、捕獲した野ウサギにミクソーマウイルスを実験的に感染させ、これを野に放したのである。すると、ミクソーマウイルスの感染はどんどん広がり、野ウサギの数は最初の約２ヵ月で元の１割ぐらいにまで大きく減った。

※2　Fenner & Marshall, Nature, 1955

ところが、10年も経たないうちに野ウサギの個体数が回復し始めた。感染した野ウサギの死亡率が低下し始めたのである。調べてみると、野ウサギ側にミクソーマウイルスに対する耐性・抵抗性が出ていることがわかった。つまり死ににくい野ウサギが増えていた。さらに、ウイルス側を調べてみると、ウイルス側にも遺伝子変化が起きていて、野ウサギに対する病原性が下がり、結果として致死性が下がっていた。[※3] あたかも病原性の低下がウイルスの流行のために必要であったかのように、宿主側にもウイルス側にも、どちらの側にも変異が起きていたのである。

この話はよくウイルスの教科書や解説本で紹介される話だが、最近になってから、実はこの話には続きがあることがわかった。それは、この病原性の下がったミクソーマウイルスがその後、実は再び病原性が上昇して、宿主の免疫を抑制する致死性の高いウイルスが再度現れていたのだ。

このように、ウイルスの感染性も病原性も固定されたものではなく、時とともに変化していく。特に一定のルールで変化しているわけではない。ウイルスは宿主に選択圧を与え、宿主もウイルスに選択圧を与える。まるでアメリカやロシアなどの超大国の間で見られる軍備拡張競争のようだ。片方が強くなれば、もう片方はさらにエスカレートする。その間、片方がやっつけられて弱くなるかもしれないが、いずれ復活してくる。

※3　Fenner F, Proc R Soc Lond B Biol Sci, 218(1212): 259, 1983

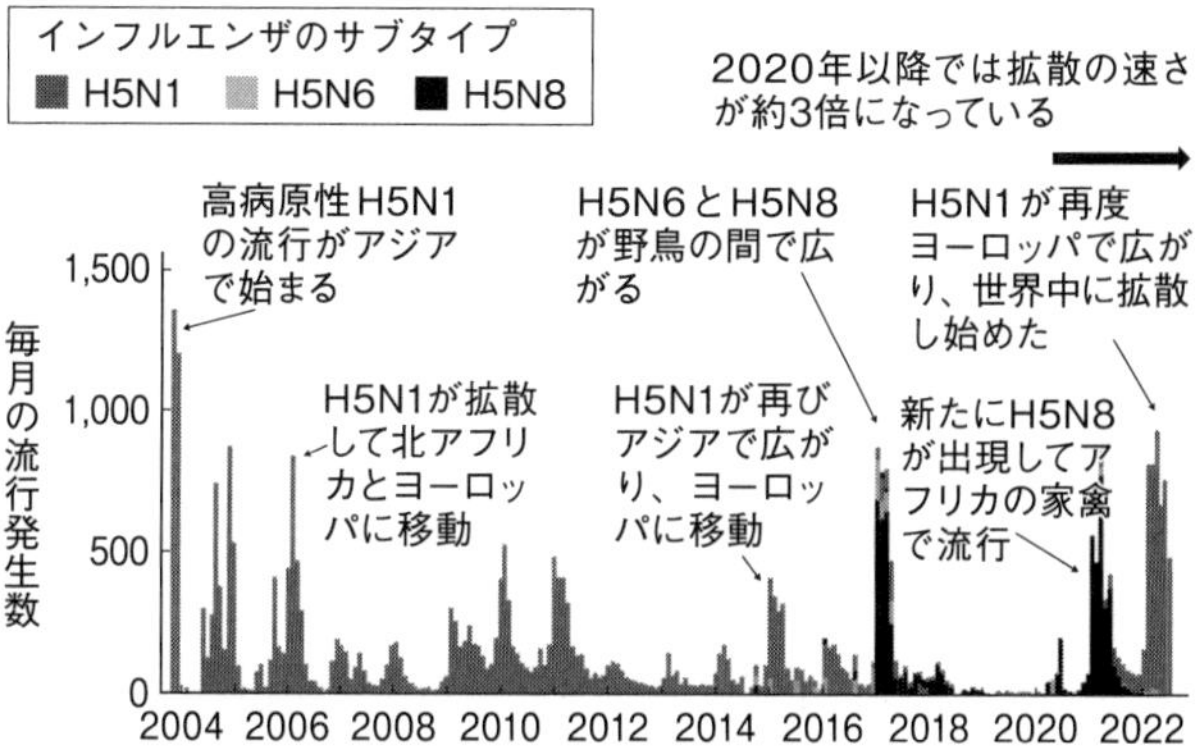
インフルエンザのサブタイプ
H5N1　H5N6　H5N8
2020年以降では拡散の速さが約3倍になっている
高病原性H5N1の流行がアジアで始まる
H5N1が拡散して北アフリカとヨーロッパに移動
H5N1が再びアジアで広がり、ヨーロッパに移動
H5N6とH5N8が野鳥の間で広がる
新たにH5N8が出現してアフリカの家禽で流行
H5N1が再度ヨーロッパで広がり、世界中に拡散し始めた
毎月の流行発生数
1,500
1,000
500
0
2004 2006 2008 2010 2012 2014 2016 2018 2020 2022

鳥インフルエンザウイルスは拡散の速度を上げて、家禽⇔野鳥⇔ヒトの水平伝播が進んでいる

インフルエンザウイルスは既存の病原性ウイルスと組換えをしながら新たな変異株を生み出している（ウイルスは、変異を繰り返したからといって、必ずしも病原性が弱くなっていくとは限らない）

Naddaf M. Nature News, Oct 18, 2023

平家物語に、「祇園精舎《ぎおんしょうじゃ》の鐘の声、諸行無常《しょぎょうむじょう》の響きあり。沙羅双樹《さらそうじゅ》の花の色、盛者必衰《しょうじゃひっすい》の理《ことわり》をあらわす」という一句があった。「この世のすべてのものは常に同じ状態が続くことはなく、盛んな者も必ず衰える」ということだが、ウイルスの病原性や感染性もよく似ていて、同じ状態が続くことはない。ここは平家物語の箴言《しんげん》と同じだ。

ただし、盛んな者が必ず衰えるかというと、これまた必ずしも真とはいえない。象徴的なのが、長期にわたってきわめて高い病原性を持つ鳥インフルエンザウイルスだ。次のパンデミックを起こす可能性が高いと専門家たちが警戒しているこのウイルスは、200

0年代はじめに高病原性H5N1株としてアジアで生まれ、それが北アフリカとヨーロッパに広がり、アジアで再流行した後に再びヨーロッパへと入り込んだ。

その間にH5N1株が変異をしたうえに、低病原性鳥インフルエンザウイルスと遺伝子再集合（2種類の違うウイルスが同じ細胞に感染して遺伝子が混ざる現象）を起こし、新たな変異株のH5N6やH5N8が生まれた。H5N8株は、ロシア連邦で流行し、2020年12月3日から12月11日までの間に、とある養鶏場の採卵用鶏90万羽のうち、合計10万1000羽が死亡したという（厚生労働省検疫所HP）。現在、H5N8株はアフリカの家禽《かきん》で大流行し、H5N1もヨーロッパなどいくつかの地域で流行し、多くの家禽が死んでいる。※4

2020年以降になると、鳥インフルエンザウイルスの感染はさらに拡大し、野鳥への拡散の速さが以前の3倍以上となっている。徐々に変異を積み重ねていくだけでなく、異なる系列のウイルスと遺伝子再集合を起こすことでフルモデルチェンジを何度となく繰り返す鳥インフルエンザウイルス。このウイルスには、「変異をするとウイルスは次第に病原性が弱くなるはず」という経験則はまるで通用しない。幸いにして、ヒトに容易に感染する高病原性鳥インフルエンザウイルスは誕生していないが、ウイルスの変異を待ってパンデミックをやりすごそうというのはあまりにも無謀無策な話である。

「人生は小説より奇なり」というが、ウイルスが寄生性生命体だとすればウイルスの運命

※4　https://www.nature.com/articles/d41586-023-03256-3

も予知不能、「小説よりも奇」かもしれない。

章末註：ｉＰＳ細胞とはinduced pluripotent stem cellの頭文字をとったもの。通常の体細胞に山中伸弥が見つけたいわゆる「山中４因子」（Oct3/4, Sox2, Klf4, c-Mycの４つの遺伝子）を導入して培養すると、ほぼ無限に増殖しさまざまな組織の細胞に分化する多能性幹細胞ができる。分化が止まっていた状態の体細胞の遺伝情報が、「山中４因子」の導入によってリプログラミングされ、体細胞が多能性を持つ幹細胞に変わったのである。この業績により山中は２０１２年、ノーベル生理学・医学賞を受けた。

第４章　ウイルスがからだに潜り込むカラクリ

2022年6月10日、ユーチューブやSNSなどで世界中に膨大な数のフォロワーを持つポップシンガーのジャスティン・ビーバーがインスタグラムに動画を投稿し、次のように話した。

「やあ、みんな。僕の近況を報告したい。僕の顔を見ればわかると思うけど、僕はラムゼイ・ハント症候群になってしまった。これはウイルスが耳と顔の神経を攻撃するもので、そのせいで顔に麻痺が起きている。わかると思うけど、こちら側（右目）は瞬きしない。顔の右側で笑えない。鼻の穴も動かない。右側が完全に麻痺している。良くなるためにあらゆることをしたけど、症状は悪くなるばかりだ。いくつかの公演を延期しなければいけないのがとても辛い。でも僕は戻ってくるよ」

なんとイケメンの彼がラムゼイ・ハント症候群になって、顔の半分が急に麻痺して動かなくなったのだ。話すのも歌うのも難しくなり、一部の公演をキャンセルせざるを得なくなってしまった。この病気は、水痘・帯状疱疹ウイルスのせいで起きる。以前に顔面神経や内耳神経（聴神経）に入り込んでいたウイルスが再活性化すると、顔面が麻痺し、耳鳴り、難聴や目まいなどが起きる。ジャスティン・ビーバーの場合、幸い、2ヵ月後には症状が消えて公演活動に復帰したが、なかには麻痺が残る人もいる。

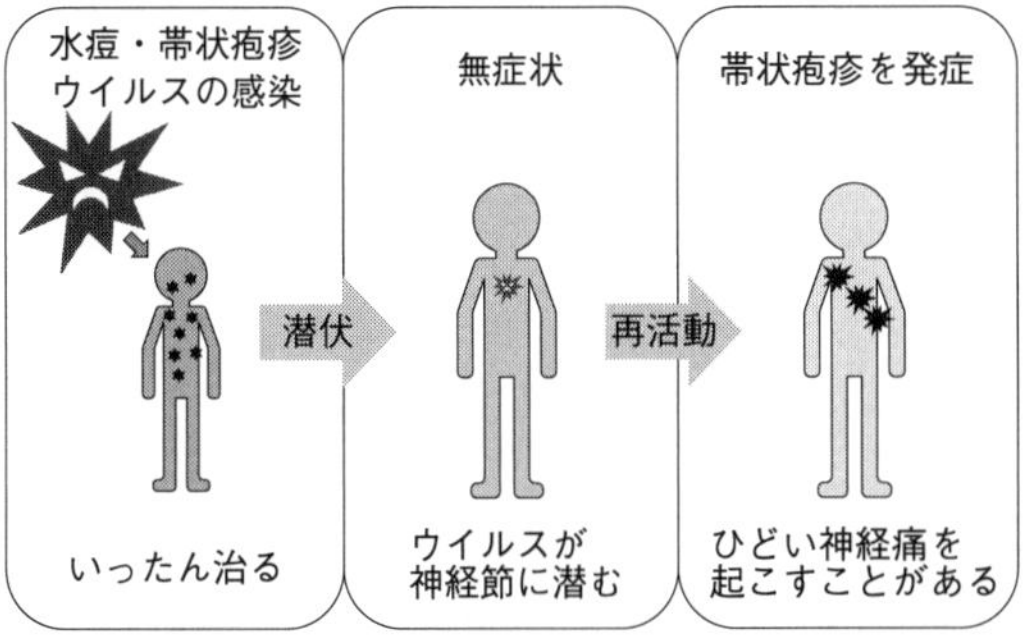

水痘・帯状疱疹ウイルスは、一度感染すると、体内に潜んで何十年も棲み続ける

潜伏した挙げ句にがんを起こすウイルスも

水痘・帯状疱疹ウイルスは、潜伏感染を起こすヘルペスウイルスの一種で、一度感染すると、体内に潜んで何十年も棲み続ける。このウイルスに最初に感染したときには、水ぼうそう（水痘）とよばれる病気になる。1週間ぐらいで治り、通常はその後二度と水ぼうそうを発症することはない（ちなみに、世界中で9割以上はこのウイルスに対する抗体を持っているので、ほとんどの人が罹っている）。

ただし、治癒後もからだの中からウイルスが消えてしまうわけではなく、神経細胞の中でひっそりと潜伏し続ける。

からだの免疫がしっかりと働いているときにはウイルスはじっとおとなしくしているが、ストレスや高齢化などでからだの免疫力が低下すると、再びからだを攻撃するようになる。そのときは神経に沿って、チクチクする痛みや強い痒みを伴う発疹（帯状疱疹）が出る。また、一部の人では治癒後もひどい神経痛が残り、夜も眠れないほどの激しい痛みに悩まされることがある。あまり痛みがひどいときには神経の近くに麻酔薬を注射するという神経ブロックまでせざるをえない。命にかかわる病気ではないが、多くの人を悩ますめんどうな病気である。

水痘・帯状疱疹ウイルスのように、初めての感染後、からだからウイルスが完全には排除されずに居続ける感染様式を、持続感染という。持続感染の中でも特に、この期間、新たなウイルス粒子が産生されず症状もない場合、潜伏感染とよぶ。このような潜伏感染をするウイルスはほかにもいくつもある。

潜伏感染・持続感染を起こすウイルスの中には、がんの原因になるウイルスもある。たとえば、本章で紹介する、一部のヒトパピローマウイルスは子宮頸《しきゅうけい》がん、陰茎《いんけい》がんや肛門がんを起こし、ヘルペスウイルスの一種であるEpstein-Barrウイルス（以下、EBウイルス）は、悪性リンパ腫や上咽頭《じょういんとう》がんの原因となる。また、第5章で紹介するB型、C型肝炎ウイルスはどちらも肝がんを起こす。

ウイルスが作るタンパク質が発がんの直接の原因となることが多いが、ウイルス感染により起きる反復性の細胞の壊死《えし》と再生のために慢性炎症が起きて間接的に発がんの原因となる場合もある。

ウイルス	発生するがん
B型、C型肝炎ウイルス（HBV、HCV）	肝がん
ヒトパピローマウイルス（HPV）	子宮頸がん、陰茎がん、肛門がん、口腔がん、中咽頭がん
エプスタイン・バーウイルス（EBV）	バーキットリンパ腫、ホジキンリンパ腫、上咽頭がん
ヒトT細胞白血病ウイルス（HTLV-1）	成人T細胞白血病／リンパ腫

がんの原因となるウイルス

このようにウイルスが細胞に感染すると、細胞が変性したり、死んだり、がんになったり、さまざまなことが起こりうる。「たかがウイルス感染だ」などとは侮れないのである。

ここでは、どうして一部のウイルスがわれわれのからだに棲みついてしまうのか、そして、われわれの免疫反応による攻撃をどうやって避けているのか、本章では、特に潜伏感染する3種類のDNAウイルスとレトロウイルスについて、実例をあげながら、説明しよう。

①水痘・帯状疱疹ウイルス

ヘルペスウイルスの一種で、DNAウイルスである水痘・帯状疱疹ウイルス（varicella-zoster virus、VZV、別名ヒトヘルペスウイルス3、human herpesvirus-3、HHV－3）は、とても感染性が高く、一人が感染すると近くにいる8〜10人を感染させる。初めての感染では、ほぼすべて

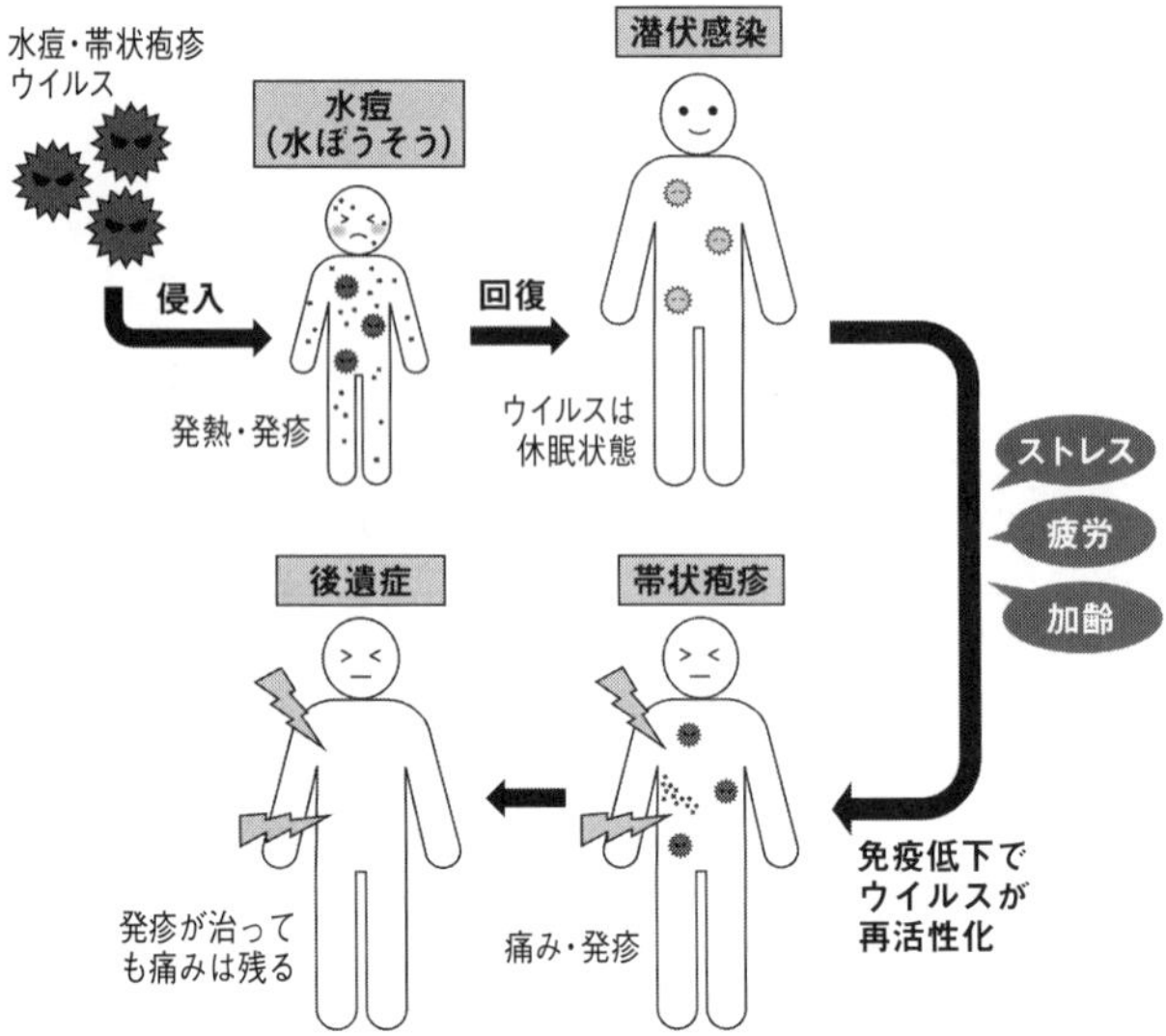

水痘・帯状疱疹ウイルスが潜伏感染後、再活性化することもある

の子どもで水ぼうそう（水痘）を発症する。一般的に症状のない感染を不顕性感染（第3章）というが、このウイルスによる感染では非常に少なく、5%程度しか認められない。

水ぼうそうは子どもに多い。2週間ぐらいの潜伏期間（初感染後、ウイルスが体内で十分増え、何らかの症状を示すまでの期間）のあと、発熱が見られ、次に全身の皮膚に小さな発疹が出て、それがやがて水疱（水ぶくれ）となる。水疱内にはたくさんのウイルスが含まれており、水疱が破れるとウイルスがまわりの皮膚や衣服に付き、触ると感染する。接触感染という広がり方だ。また、このウイルスは感染者の気道でも増え、吐息を介して空気中を漂い、これを吸い込むと感染する。これが空気感染という広がり方だ。

数十年間にわたって潜伏感染

皮膚にできた水疱は、やがてかさぶたとなり、1週間程度で治まる。かさぶたとなるころにはほかの人にうつすことはないが、ウイルスはからだの中で増えている間に脊髄後根神経節（末梢からの感覚情報の中継点で、脊髄につながる）という神経節にある神経細胞に入り込み、そこで数ヵ月から数十年もじっとしている。これが、前述した潜伏感染という現象だ。

その後、ストレスや加齢、がんの化学療法、外科手術などをきっかけとして帯状疱疹が始まることがある。神経細胞に潜んでいたウイルスが再活性化され、皮膚の知覚神経の走行に沿って現れる。帯状に発疹を作るので帯状疱疹とよばれる。

水ぼうそうとは異なり、全身性に発症することはほぼなく、帯状疱疹という名前のとおり、一つの神経節が支配する皮膚領域だけに帯状に出る発疹で、特徴的なチクチクした痛みを伴う。まぶたの部分にこの発疹が出ると、目の中にも炎症が起きて（＝角結膜炎）、失明することがある。発疹がほおを含む顔面に出ると、本章の冒頭で紹介したジャスティン・ビーバーのように顔面麻痺を起こし、目まいや難聴が出ることもある。これがラムゼイ・ハント症候群だ。

またいずれの症状でも、治癒あるいは軽快したとしてもウイルスが増えた神経に沿って神経痛が出て、かなり長い間痛むことがある。これが帯状疱疹後神経痛である。この神経痛は帯状疱疹の程度が重いほど出やすいので、症状が出たら、できるだけ早く治療することが必要だ。

初感染でも再活性化による症状でも、アシクロビル、バラシクロビルやアメナメビルなどの、抗ヘルペス薬による治療が有効である。帯状疱疹の症状が出た場合には、早期から積極的に抗ヘルペス薬を使うことが必要だ。神経節神経細胞で再活性化したウイルスは、神経線維を傷つけながら神経内を移動し、その神経が支配する皮膚に到達してさらに増殖する。できるだけ早く治療を始めたほうが予後が良くなるので、疑わしい症状が出てきたら専門医にぜひ相談してほしい。

抗ヘルペス薬でも排除できない

神経線維の損傷は、神経の過剰な興奮や痛みを抑える神経経路の障害を伴うため、耐えられないほどの強い神経痛をもたらす。神経細胞は自己回復能力がとても低く、すでに十分神経線維が傷んでしまってから抗ヘルペス薬でウイルス増殖を抑えたとしても、強い痛みが治まらなくなる。残念ながら、いずれの抗ヘルペス薬も、ウイルスの増殖を抑えられても、すでに作られたウイルス粒子が神経細胞に到達することや神経細胞に眠っているウイルスを排除することはできない。

このウイルスの初感染あるいは再活性化の予防には、日本で開発された弱毒生ワクチンが使われる。皮下2回接種により、水ぼうそうの発症を95％以上抑制することができるが、その効果は１００％ではない。

また接種した弱毒生ワクチンウイルスが症状を示さない程度に体内で増殖し、神経細胞に到達して潜伏感染状態となる危険もある。野生株ウイルスに比べるとその頻度は非常に低いが、弱毒生ワクチンウイルスもまた数ヵ月から数年後に再活性化し、帯状疱疹などの症状を発症することがある。発症頻度は明らかに低いものの、いったん発症するとその症状の程度に明らかな差はないため、ワクチン由来か自然感染由来かを明らかにするには、ウイルスの遺伝子配列を解読するしか方法はない。

一方、ウイルスの再活性化予防には、ウイルス糖タンパク質の一つを標的としたリコンビナントワクチンも使用され、帯状疱疹の発症を90％程度抑えることができる。しかし、やはり神経細胞に眠っているウイルスを排除することはできない。すなわちいずれのワクチンも、このウイルスがわれわれの神経細胞に入り込んで潜伏感染となることを防げない。

潜伏感染の巧妙なカラクリ

では、このウイルスはどうやって神経節などというところに潜り込み、細胞内でじっとするようになるのだろう？　さらに、その間、どのようにして免疫からの攻撃をかわしているのだろうか？

このウイルスが神経節に潜り込むルートは2つある。

一つは、水ぼうそうとなった皮膚に伸びてきている感覚神経線維末端からのルートである。水ぼうそうでは、程度の差はあれ、全身くまなく水疱ができるので、皮膚の感覚を司る神経細胞が集まるあらゆる脊髄後根神経節にウイルスが到達することになる。

もうひとつのルートは、感染した免疫細胞である。このウイルスは上皮細胞だけでなく、免疫細胞であるT細胞、NK（ナチュラルキラー）細胞、単球にも感染し、これら免疫細胞がパトロール中に神経節を通り過ぎる際に棲みつくようになるらしい。体内をパトロールする免疫細胞をまるで乗り物のように利用して神経節に入り込むのだから、巧妙なウイルスである。

いずれの感染ルートであっても、からだにはウイルスのような侵入者を検出し、排除する免疫機構があるはずである。ではどうして神経節に入り込んだウイルスが排除されることなく、そこに長く棲みつくようになるのだろうか。

これにはいくつかの理由が考えられる。ひとつは入り込むウイルスの量が少ないために免疫機構が神経節の侵入者に気がつかないらしい。もうひとつは、神経節に入り込んだウイルスは細胞内でほとんど活動せず、ウイルス抗原を神経細胞表面にほとんど作らない。そのためにウイルスに感染したことを示す目印が神経細胞表面に示されず、T細胞やNK細胞は感染細胞を異物として認識できない状態になっている。

また、ウイルス感染細胞を異物として排除しようとする細胞の一つであるNK細胞は、ふだんは血中をパトロールしているのだが、ウイルスが入り込む神経節にはほとんど入らない。さらに、水痘・帯状疱疹ウイルスはNK細胞の働きを回避する仕組みを複数持っているので、神経節に入り込んだウイルス感染細胞はNK細胞によって殺されにくい。[※1]

ただし、まったく免疫反応が起きていないのではなく、むしろウイルスとからだの免疫は一種の拮抗状態となっていると考えられている。それゆえ、身体状態が良好なときはウイルスは簡単には増えない。ところが、ストレスなどでT細胞やNK細胞の働きが落ちると、この拮抗状態が崩れてウイルスが神経節で増え始め、やがて神経の走行に沿ってウイルスが増えて帯状疱疹ができる。

先に述べたように、いずれの予防法・治療法も、このウイルスを神経細胞から追い出す

※1　De Pelsmaeker S et al, J Virol, 92(11): e02105, 2018

ことはできず、長生きすればするほど再活性化の危険度は高まる。しかし帯状疱疹を発症するのはこのウイルスを持つ人の中で30％程度である。また帯状疱疹は多くの場合、一生のうち発症したとしてもほぼ一度である（帯状疱疹を再発するのは発症者の10％に満たない。もし何度も発症するようであれば、何らかの遺伝的な免疫疾患を疑ったほうがよいかもしれない）。

帯状疱疹に対するワクチンは現在のところ50歳以上にならないと接種できないので、水ぼうそうワクチンを乳幼児期に接種して、水ぼうそうに罹らずに免疫を得ることが肝要だ。運悪く感染してしまった場合には、からだの中に眠ってしまうウイルスの量をできるだけ減らし、免疫力を落とさないような生活を心がけ、50歳になったらワクチンを接種して、この巧妙なウイルスを眠らせたままにしておくことが、現在のところこのウイルスに対抗するもっとも賢い選択である。

②ヒトパピローマウイルス（子宮頸がんウイルス）

ＤＮＡウイルスの一種であるヒトパピローマウイルス（Human papillomavirus：以下、ＨＰＶ）は、子宮頸がんウイルスともよばれる。このウイルスも潜伏感染をすることにより悪いことをする。それは子宮頸がんを含む多種類のがんを発生させることだ。

子宮の頸部にはがんができやすい。できたがんを調べると、ほとんどの例でがん細胞の

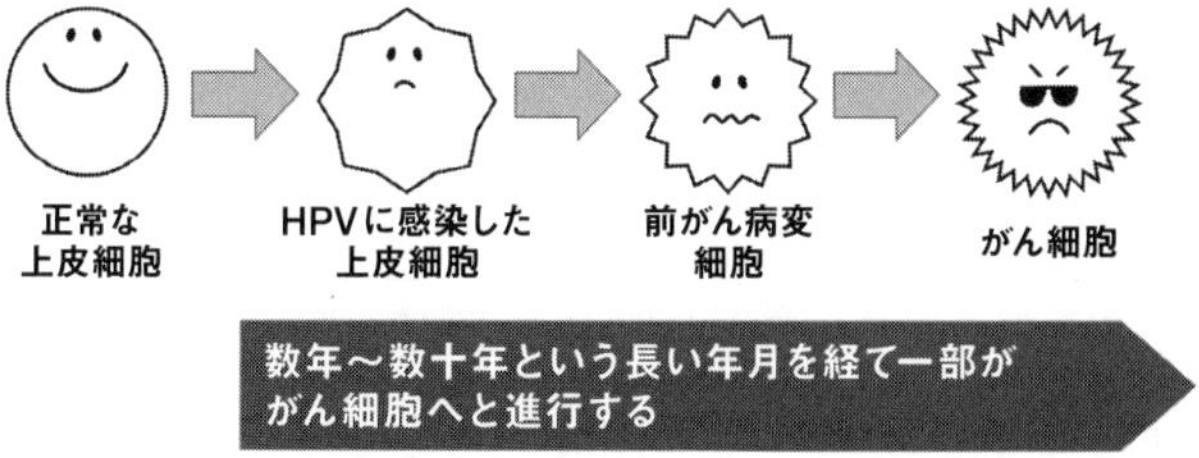

ヒトパピローマウイルス（HPV）に感染した上皮細胞の一部は感染から数年から数十年後にがん細胞に進行する

内部にHPVが見つかる。このウイルスは、主に性的な接触によって生殖器やその周辺の粘膜に感染する。約9割の人では自然に治ることが多いが、1割程度の人は潜伏感染となる。

HPVにはいくつもの型があり、中でも特定の型のHPV（16、18、31、33、45、52、58型など）では、感染しても約8割の人ではそのままウイルスが消えてしまうが、残りの約2割の人たちでは感染部位に前がん病変ができ、さらにその後、数年から数十年という長い時間を経て、その一部ががんへと進行する。このために、これらの特定のタイプのHPVはハイリスク型とよばれる。

これらのHPV型は、子宮頸がんのみならず、中咽頭がん、肛門がんや陰茎がんなど、多種類のがんの原因であると考えられている。ちなみに、HPV16とHPV18を発見してHPV感染が子宮頸がんの原因であることを最初に提唱したドイツのウイルス学者ハラルド・ツア・ハウゼンは、

２００８年、ノーベル生理学・医学賞を受賞した。
子宮頸がんは自覚症状がないことが多い。以下は、ＮＨＫが行った患者の座談会からの[※2]抜粋である。

Ａ：私は自覚症状が全くなくて、生理も普通に来ていたし、ノーガードでした。
Ｂ：私も一度も自覚症状はなかったです。不正出血もありませんでした。
Ｃ：私は不正出血があったんですけど、びっくりするほどではなくて、年齢的にも更年期か、生理不順かなとかその程度のものでした。（中略）皆さんもおっしゃるとおり、初期では自覚症状はほぼないのだと思います。

このように、しばしば症状が出ないまま子宮頸がんが発症し、子育て世代の母親が家族を残して亡くなる例が増えている。子宮頸がんが「マザーキラー」とよばれるゆえんである。
世界では、毎年約60万人の女性が子宮頸がんになり、[※3]約34万人が亡くなっている。日本だけでも、[※4]毎年約１万人が子宮頸がんになり、約３０００人が亡くなる。さらにこの数は近年、増えつつある。

※2　https://www.nhk.or.jp/minplus/0119/topic005.html
※3　http://www.hpvcentre.net/statistics/reports/XWX.pdf

それではHPVはどのようにして潜伏感染を成立させ、がんを発生させてしまうのだろうか。この皮膚や粘膜をがん化させてしまうメカニズムは、HPVの非常にユニークな感染環（ウイルスの生活や一生を表すときに用いる言葉で、ウイルスの生活環のこと）の説明なしには語れない。

表皮細胞に入り込むHPVとそのがん化のメカニズム

HPVは、接触時にすでにあった傷や、性行為などによって生じた微小な傷から皮膚や粘膜表面の基底細胞に入り込む。すると、そのゲノム（DNA）がさらに感染細胞の核内に入り込んで、もともと細胞が本来持っている遺伝子とは別に、ウイルス遺伝子の一部が安定的に維持された状態となる（これをエピソームとよぶ）。

感染細胞では、ほんの少しだけウイルスゲノムを複製し、細胞1個あたりに20〜50個（コピーという）のウイルスゲノムが維持される潜伏感染となる。これは非常に低いレベルなので、感染細胞は傷つかず、免疫が気づくこともない。

皮膚や粘膜の表皮は層状の構造をしている。最も内側の基底細胞から構成される基底層から体表の角層に向けて、細胞が分化しながら移行していき、最終的に垢《あか》となって脱落する（これをターンオーバーという）。HPVはこの機構をうまく利用しながら細胞の分化に伴

※4 国立がん研究センターがん情報サービス「がん統計」（全国がん罹患モニタリング集計）全国推計値：がん罹患データ〈1975年〜2015年〉

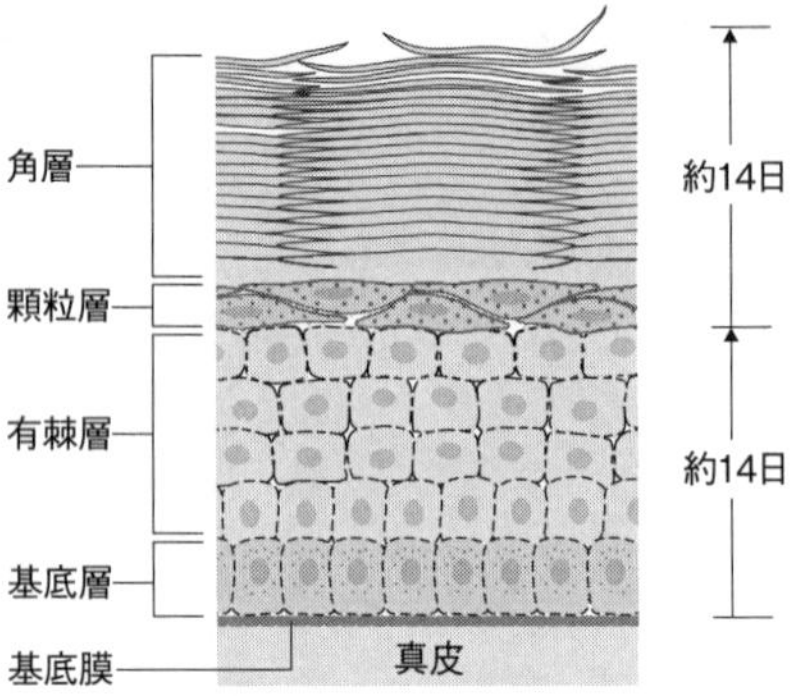

表皮角化細胞のターンオーバー
（『新版 からだの地図帳』〈佐藤達夫監修、講談社〉の図を参考にして作成）

ってウイルス粒子を作り出し、角層の脱落とともにウイルスを放出して、別の個体へと感染を拡大させていく。

この際にがん化しやすいＨＰＶ（ハイリスク型ＨＰＶ）では少し特別な機構が働く。ＨＰＶ陽性のがんの多くでは、ウイルスゲノムがエピソームとはならずにヒト染色体に入り込んだ状態となっている。この染色体内に入り込んだウイルスゲノムが、ヒトのがん抑制メカニズムを無効化するタンパク質を作り出す。

ハイリスク型ＨＰＶが作るタンパク質は、ヒトのがん抑制遺伝子（＝がんの発生を抑える遺伝子）の産物であるp53タンパク質やRbタンパク質などに働いて、これらを分解する。このために、がんを抑える機構が働かなくなり、子宮頸部の細胞ががん化するのである（章末註）。

子宮頸がんワクチンの劇的な効果

ＨＰＶ感染による発がんを予防するのにもっとも有効なのが、ワクチン接種である。現在、２種類、７種類、９種類のＨＰＶ型の感染を防ぐ、２価、７価、９価のＨＰＶワクチンがそれぞれある。[※5] 中でも９価ワクチンは、子宮頸がんの原因の８〜９割を占める７種類のＨＰＶ型（16、18、31、33、45、52、58型）の感染を予防することができ、先に述べた水痘・帯状疱疹ウイルス弱毒生ワクチンとは異なり、ウイルスの細胞への侵入を防ぐことができる。しかし、すでにできてしまった子宮頸がんに対する治療効果はない。したがって、主な接種対象は若い人たちである。

海外では子宮頸がん予防のためのＨＰＶワクチン接種が広く進んでおり、２０１９年現在で、接種対象者の接種完遂率が６割を超える国が16ヵ国もある。そのうちのひとつスウェーデンでは、ＨＰＶワクチンの接種が始まって以来、子宮頸がんの発生率がすでに半分以下に減ってきており、特に17歳以下で接種した集団ではさらに大きな減少率を示している。同様のことがアメリカやフィンランドからも報告されており、さらにＨＰＶワクチン接種を10年以上にわたって続けているオーストラリア[※6]では２０３４年には子宮頸がんで亡くなる人はいなくなるとの推計が出ている。

一方、日本では[※7]２０１９年のＨＰＶ接種率は対象者のわずか１・９％ときわめて低い状

※5　https://www.mhlw.go.jp/stf/seisakunitsuite/bunya/kenkou/hpv_9-valentHPVvaccine.html

※6　Hall MT et al, Lancet Public Health, 2019

※7　Matsumoto K et al, Int J Cancer, 141: 1706, 2017

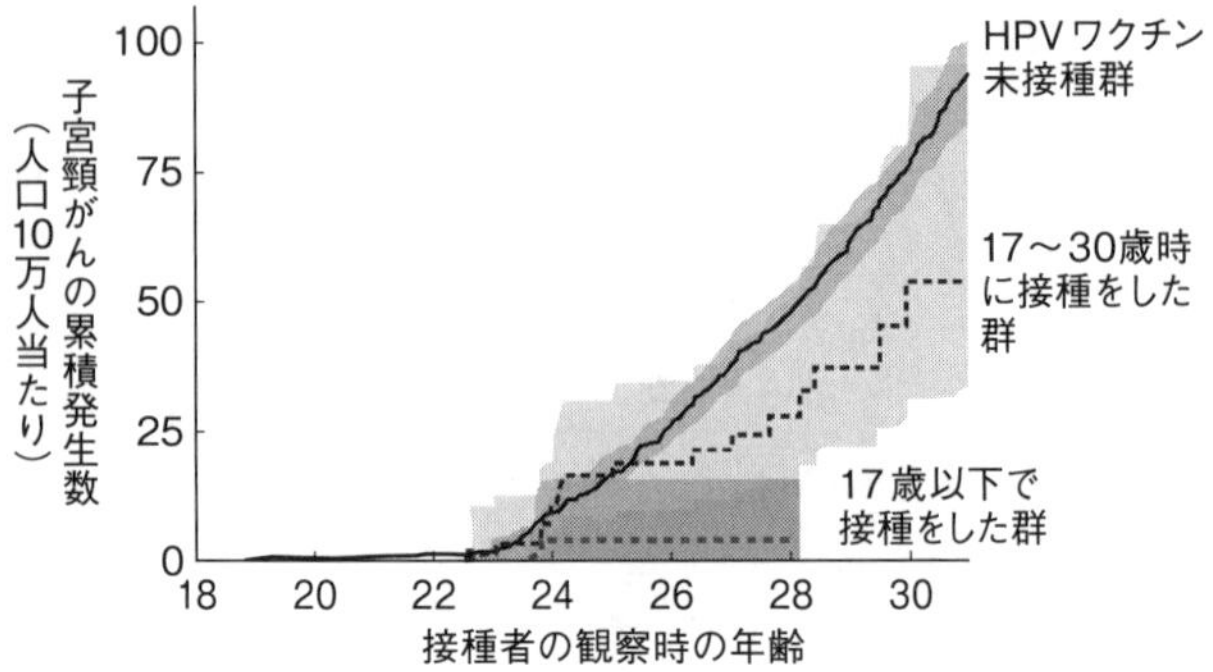

スウェーデンではHPVワクチン接種により、子宮頸がんの発生率が大きく低下している（Lei J et al, NEJM 383: 1340, 2020）

態であるが、接種者で見つかった前がん病変におけるHPV16型、18型の陽性率は、接種開始前と比較して、対象年齢でほぼ半分に減っていた。

さらに、[※8]2022年に発表された新潟大学からのHPV16型、18型に効果を示す2価ワクチンの効果を調べた研究では、接種から平均8・6年の時点で、ワクチン非接種群ではHPV16／18陽性者が5・4％（279人中15人）だったのに対してワクチン接種群では陽性者は0％（150人中陽性者が0人）と、HPVの感染率が大きく低下していた。つまり、日本でもHPVワクチン接種の効果が確実に出ている。

このようにHPVワクチンには高いHPV感染阻止効果があり、ひいては子宮頸がん発症抑制効果がある。子宮頸がんの95％以上がHPV感染によることを考慮すると、日本においてもHPVワ

※8　Kurosawa M et al, Cancer Sci, 113: 1435, 2022

クチン接種のさらなる普及が必要であることは疑いもない。そして、子宮頸がんを引き起こすHPV感染が、ほぼ性行為によりもたらされる点を鑑みると、思春期女子だけではなく、同世代の男子にも積極的に接種を勧奨するべきである。

③EBウイルス

Epstein-Barrウイルス（以下、EBウイルス）はDNAウイルスの一種である。エプスタイン（Epstein）とバー（Barr）という2人の科学者により発見されたことが名前の由来である。このウイルスは、二本鎖DNAウイルスのヘルペスウイルス科に属し、ヒトヘルペスウイルス4（Human herpesvirus 4、HHV－4）ともよばれる。唾液を介して感染し、ほとんどの人が成人までにこのウイルスに感染する。多くの人は感染しても無症状だが、その後、ウイルスが体内に残り続け、潜伏感染となる。

また、一部の人では初感染時に伝染性単核球症といってリンパ球に感染が起こり、肝臓、脾臓《ひぞう》やリンパ節などがはれ、さらに発熱、喉の痛みなどの風邪によく似た症状を示す。この病気は自然に治るが、この場合もウイルスが体内に潜伏感染の形で残り続ける。主な感染細胞はリンパ球であるが、一部、上皮細胞にも感染する。

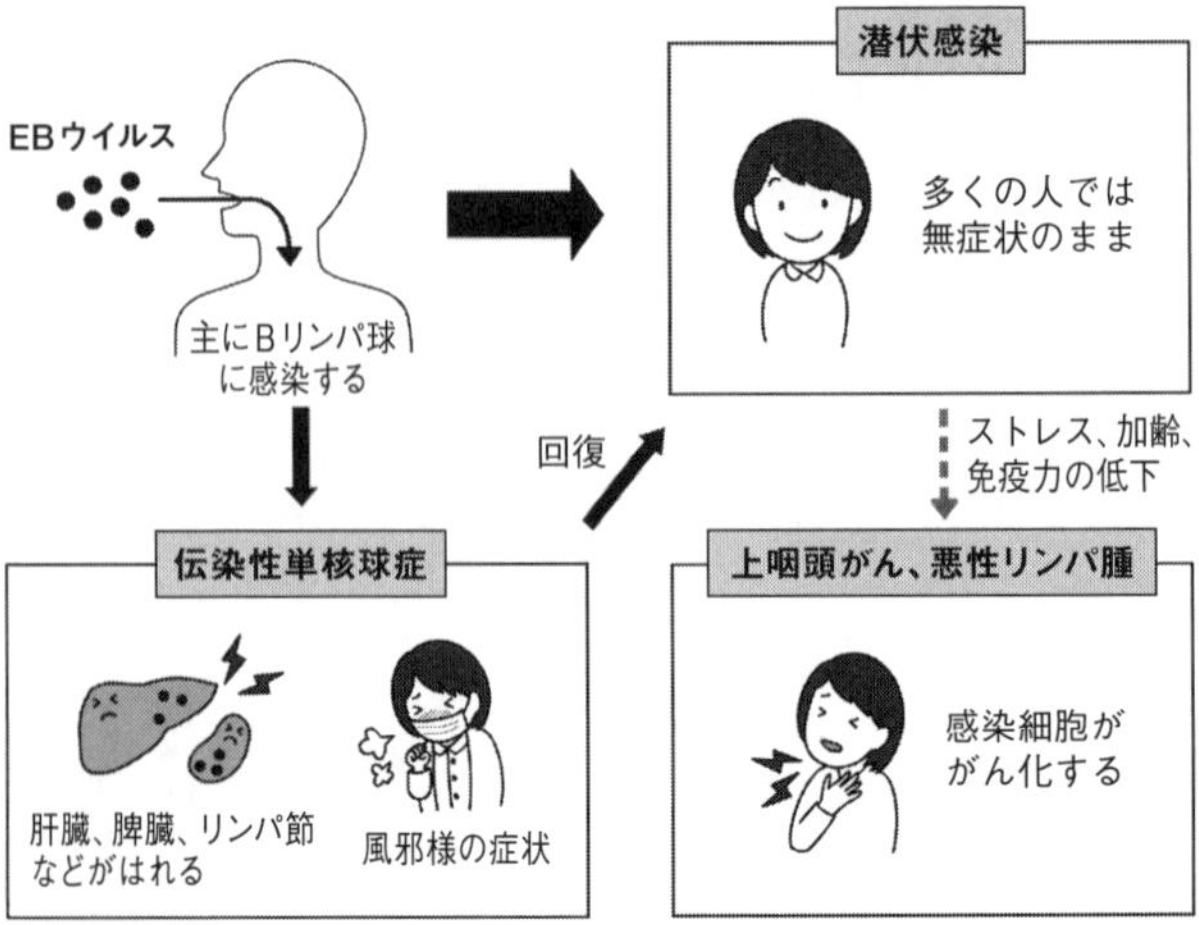

EBウイルスは、感染した一部の人で上咽頭がん、悪性リンパ腫、伝染性単核球症などさまざまな病気を起こす

キスで広がるウイルス

このウイルスは、体液のうち主に唾液中に出てくる。EBウイルスによる伝染性単核球症はこのためにキスによりしばしば広がり、kissing diseaseともよばれる。アメリカでは、大学の入学後すぐや軍隊への入隊直後の若い人たちに見られることが多い。多くの若い人たちが集い、密接な交流が始まるからである。

この病気では、Bリンパ球にウイルスが感染し、一時的に急激なリンパ球増殖が見られるために、リンパ組織、特にリンパ節や脾臓がはれる。したがって、診断のためには触診をしてリンパ節や脾臓のはれを確かめる必要がある。ただし、伝染性単核球症の際のはれた脾臓は柔らかいので、外圧をかけると潰れやすい。

著者の一人（宮坂）が自分の医学生時代のことで今でもよく覚えているのは、内科学臨床実習のときのことである。「若い患者でEBウイルス感染症を疑うときには腹部触診はよく気をつけてやるように」と言われた。慣れない研修医があまり強く触診を試みると、そのために脾臓に圧がかかって破裂する恐れがあるからだった（脾臓が破裂して知らずに放置すると、出血性ショックが起きて大変なことになる）。「過ぎたるは猶及ばざるが如し」の一例として記憶に残る教えだった。

さまざまながんの原因となるEBウイルス

EBウイルスは、感染した一部の人でがんを含むさまざまな病気を起こすことがある。たとえば、上咽頭がんや悪性リンパ腫だ。

EBウイルスが原因として起きる上咽頭がんは、鼻で呼吸をするときの空気の通り道である上咽頭の内腔を覆う上皮細胞にできるがんである。アジア、特に中国南部、台湾や東南アジアの一部で多く見られる。

一方、EBウイルスが原因として起きる悪性リンパ腫は、リンパ球の中でもNK細胞に由来する悪性腫瘍であることが多く、日本を含む東アジアでしばしば見られる。

どうして同じEBウイルスが異なるタイプの腫瘍を生み出すのかはよくわかっていないが、潜伏感染をしているEBウイルスのゲノム解析をした結果、中国南部・東南アジアのEBウイルス株と日本を含む東アジアのEBウイルス株は異なるグループに属する可能性が最近示唆されている。[※9]もしかすると、その地域に分布するEBウイルス株の種類によって異なる病気が出てくるのかもしれない。

一般的にウイルスは、自分の子孫粒子を作り出すときに感染している細胞を破壊し、これが原因・誘因となってヒトに病気を起こすが、EBウイルスによる発がんは少し趣が異なる。EBウイルスは潜伏感染している間に、ある限られたウイルスRNA、タンパク質を発現することで感染している細胞を不死化、さらにはがん化させてしまう。

EBウイルスによる細胞の異常増殖、がんの病態はじつに多様でとらえどころがない。それぞれの病態によってウイルス遺伝子発現様式が異なり、異常増殖・がん化のメカニズムも異なる。共通することは、潜伏感染する細胞が、先の水痘・帯状疱疹ウイルスの神経細胞のようにほとんど分裂しない細胞とは異なり、盛んに分裂・増殖する細胞である点だ。そのため、細胞が分裂する際にウイルスのDNAゲノムも同調して、分裂先の細胞にも受け継がれる。

またこの潜伏感染の間、時としてウイルス粒子を産生しない（＝細胞を破壊しない）程度に、

※9　Yajima M et al, J Gen Virol, 2021

さまざまなウイルスＲＮＡやタンパク質を発現しながら、少しずつ細胞内外の環境を変化させ、さらに潜伏感染細胞のヒト染色体に変異を蓄積させていく。これらが積み重なることで、細胞ががん化してしまうらしい。

また最近、[※10]ＥＢ陽性がん細胞では、ウイルスゲノムから、ウイルス粒子の産生や潜伏感染に必要な遺伝子領域が失われており、通常の潜伏感染時よりも多くのウイルス遺伝子が発現していることも明らかとなった。このウイルス粒子産生を伴わない大量のウイルスＲＮＡ・タンパク質発現が細胞の異常な活性化を引き起こし、がん化に向かわせているのかもしれない。

話は脱線するが、著者の一人（宮坂）が血液内科医だったころ、ＥＢウイルス感染で入院した人から白血球を採取して試験管内で培養すると、Ｂリンパ球だけが特によく増えて、長期間にわたって増殖を続けるＢリンパ球株を作ることができた。一方、ＥＢウイルス陰性の人からの血液では、試験管の中ではどのタイプの白血球も１〜２週間生きるのが精一杯で、細胞株ができることはなかった。

そのときはどうしてこのようなことが起きるのか不思議だったが、最新の知見だと、ＥＢウイルスがＢリンパ球に感染して、いわゆるトランスフォーメーション（細胞の不死化）が起きた、と考えられる。実は、ＥＢウイルスが発がんの初期過程にかかわることを自ら

※10　Okuno Y et al. Nat Microbiol. 2019

の目で眺めていたのだが、残念ながら、そのときには筆者はこのことを理解できていなかった。

多発性硬化症とEBウイルスの間をつなぐ点と線

最近、EBウイルスの潜伏感染が神経難病である多発性硬化症の原因の一つかもしれないという報告が相次いでいる。多発性硬化症は中枢神経に炎症が起こる難病の一つで、英語でmultiple sclerosisということから、頭文字をとってしばしばMSともよばれる。炎症のために神経を覆う髄鞘《ずいしょう》が壊れて、脱髄現象（中の電線部分がむきだしになること）が中枢神経のあちこちで起こる。炎症が一時的に治まった後はあちこちで傷あとが硬くなるので多発性硬化症と命名された。

多発性硬化症では、運動障害、感覚障害、認知症などの神経症状が現れる。日本では約2万人の患者がいると推定されているが、現在のところ効果的な治療法が見つかっていない難病だ。

EBウイルスと多発性硬化症との関係を示す報告の一つは、[※11]アメリカ軍の若い兵士約1000万人について20年以上にわたって調査したもので、特に多発性硬化症の発症者、約1000人について詳細に調べている。それによると、多発性硬化症の患者は1例を除い

※11　Bjornevik, K et al, Science, 2022

て全例がＥＢ抗体陽性であった。さらに、血清が経時的に保管されている35例のうち、なんと34例がＥＢ感染を起こした後に多発性硬化症を発症していた。さらに、ＥＢ感染後に神経軸索の損傷を示す血清マーカーのニューロフィラメント軽鎖が上昇し始めており、ＥＢ感染者はほかのウイルス感染者に比べて多発性硬化症を発症するリスクが32倍高いという結果であった。つまり、ＥＢ感染を契機として神経変性が始まり、その結果、多発性硬化症が起きるという可能性が示唆されている。

それでは、なぜＥＢウイルス感染が神経変性を引き起こすのであろうか？　最近、[※12]アメリカの研究グループが興味深い結果を報告している。それによると、多発性硬化症の患者由来のＢリンパ球（＝抗体を作る細胞）の中にはＥＢウイルスの転写因子（遺伝子の転写を制御するタンパク質群）の一つＥＢＮＡ１に対する抗体を作っているものがあった。

そしてこの抗体は神経細胞を包むグリア細胞に発現するGlialCAMという特定のタンパク質にも結合を示していた。つまり、ＥＢウイルスに対する抗体が同時にGlialCAMという自己抗原（しかも神経系に特異的に存在する抗原）にも反応したということだ。

これは、分子相同性（molecular mimicry）とよばれる現象で、ウイルス抗原の一つＥＢＮＡ１と自己抗原であるGlialCAMが構造的に偶然よく似ていて、そのためにウイルス抗原に対する免疫反応がグリア細胞でも起きたことを示唆する。簡単にいえば、ウイルス抗原

※12　Lanz TV et al, Nature, 2022

と自己抗原が瓜二つだったために、ウイルスを排除する免疫反応が自己の神経細胞を〝誤爆〟してしまったということだ。

もしかすると、一部の人ではEBウイルス感染の結果、抗EBNA1抗体を作り、この抗体がグリア細胞に結合して神経系が攻撃され、多発性硬化症が起きてきたというシナリオが考えられる。

確かにこのようなことがEBウイルス感染後に起きれば、引き続いて神経系に炎症が起こる可能性が考えられる。しかし、通常は血液脳関門というバリアが神経系には存在するために、免疫系が作る抗体は脳には入らない。また、なぜ一部の人だけで神経系に炎症が起きるようになるのかも不明である。

潜伏感染を起こすヘルペスウイルスは一般的に、青年期あるいは大人になってから初感染すると幼児期での感染に比べて不都合なことが起きやすくなる。このEBウイルス感染と多発性硬化症の発症の論文は好例である。

EBウイルスは全世界でおよそ95％の人が感染しているが、多発性硬化症を発症することはほぼない。しかし前記のごとく時間経過を追うことができた35人のうち34人が、大人になってから（アメリカ軍に入隊して以降）EBウイルスに初感染し、多発性硬化症を発症したのである。小児でのEBウイルス初感染は多くの場合、不顕性感染であるが、思春期での初感染は伝染性単核球症を発症しやすくなる。さらに伝染性単核球症を発症すると、発症しない場合に比べて、ホジキンリンパ腫や多発性硬化症を発症しやすいことも明らかとなっている。これとは別に、ドイツからの大規模追跡調査では、EBウイルス感染者の中でも、伝染性単核球症発症者では将来、より血液系やリンパ球系の腫瘍を発症しやすいことも明らかとなっている。[※13]

EBウイルスのワクチン開発

EBウイルスに対するワクチンはいまだに開発中であり、認可されたものがない。このウイルスの場合、適当な感染動物モデルがないことが問題である。動物に実験的にこのウイルスを感染させてワクチンの効果を調べることができないため、ワクチンの開発が遅れている。

残念ながら、これまでに開発されてきたものでは、どれも感染自体を阻止できない。しかし、感染後にみられる伝染性単核球症発症を強く抑制できるものが最近開発されつつある。EBウイルス感染を予防できなくても伝染性単核球症発症を抑制できたということは、今後、より重篤ながんや多発性硬化症などの発症を抑制できるワクチンの開発につながる可能性がある。

※13　Roderburg C et al. Cancers (Basel), 2022

④ヒト免疫不全ウイルス

免疫を逃れるウイルスとしてもっともよく知られているのが、ヒト免疫不全ウイルス（HIV－1：以下HIVと略して表記）である。先天性免疫不全症候群（エイズ）の原因ウイルスだ。

HIVは、レトロウイルス科の中で、レンチウイルス属に入るウイルスである。「レンチ」というのはラテン語で「遅い」という意味で、HIVが感染してからエイズが発症するまでに何年もかかることから付けられた名前だ。HIVは、レトロウイルスの名のごとく（「レトロ」＝「逆」）、DNA→RNAではなくRNA→DNA、つまり、逆転写酵素を使ってRNAの遺伝情報をDNAに作り替え、その後、感染細胞のヒト染色体に組み込まれることによって細胞内で長く生き延び続ける、しぶとく排除しにくいウイルスである。元はアフリカに生息するサルに感染するウイルスだったが、いつの間にかヒトの間で広まり、人の移動とともにアフリカからアメリカ大陸やヨーロッパに広がった。

エイズ発見をめぐって米仏が対立

エイズという病気の存在は1981年にはじめて男性同性愛者（ゲイ）で報告された。

ただちに、患者から病原体の分離・同定が行われ、1983年にフランス・パスツール研究所のリュック・モンタニエとフランソワーズ・バレシヌシがこのウイルスを初めて同定した（2008年、この業績により彼らはノーベル生理学・医学賞を授与された）。

最初に誰がHIVを見つけたのかについては侃々諤々の議論があり、これについては、感染症学者の加藤茂孝が『続・人類と感染症の歴史——新たな恐怖に備える』（丸善出版）に詳しく書いている。それによると、パスツール研究所グループが1983年にウイルス同定の報告をした翌年、アメリカの国立衛生研究所（NIH）のロバート・ギャロもほぼ同様のウイルスを分離・同定し、独立に報告した。しかし、両方のウイルスの塩基配列を比べると、ほぼ同一であり、しかも同じ患者由来であると考えられたことから、ギャロが以前にモンタニエからもらったウイルス検体由来のものではないかという疑惑が持ち上がり、大論争となった。このとき、パスツールグループ、NIHグループのどちらもHIVの抗体測定法に関する特許を別個に申請していたので、その独自性についてもやはり激しい争いとなった。新しい抗体測定法は世界中で使われ、巨額のロイヤルティ《特許権使用に対する対価》が生まれる可能性があったからである。

結局、アメリカのレーガン大統領とフランスのシラク首相のトップ会談を行い、ウイルスの発見はモンタニエ、抗体測定法はギャロ、その特許権は両者が50%、という政治的な折り合いが付けられた。これはＨＩＶの報告があってから約4年後の１９８７年のことである。それから約20年後、パスツール研究所のモンタニエとバレシヌシがＨＩＶの同定によりノーベル賞を受けたが、ギャロがその栄に浴することはなかった。やはりウイルス同定の仕事に関する独自性が問題にされたのだと思われる。

国連[※14]からのデータによると、エイズの流行が始まってからこれまでに世界で1億人近くがＨＩＶに感染し、３０００万人以上がエイズあるいはその合併症で亡くなっている。エイズが発見された１９８０年代直後は、有効な治療法はなく、患者の多くは発症後数年以内に死亡していた。なぜＨＩＶ感染でこれほど死者が多いかというと、ＨＩＶに感染すると、全身的に免疫不全状態となり、そのために、ふだん感染しないような弱い病原体による感染（＝日和見感染という）や悪性リンパ腫などが起きるようになるからである。

エイズで命を落とした著名人は多い。哲学者のミシェル・フーコー、ロックバンド「Queen」のフレディ・マーキュリー、アメリカの芸術家キース・ヘリング、映画「サイコ」の主演俳優アンソニー・パーキンス、ＳＦ作家のアイザック・アシモフ、元プロテニス選手のアーサー・アッシュなどが死亡した。また、元プロバスケットボール選手のアーヴィン・〝マジック〟・ジョンソンはＨＩＶ感染のためにＮＢＡを引退している。

※14　UNAIDS　ファクトシート2021

免疫の司令塔を無力化

エイズで免疫不全が起きるいちばんの理由は、ＨＩＶが獲得免疫の開始に必要なヘルパーＴ細胞に感染して、やがてこの細胞を傷つけて破壊してしまうからだ。ヘルパーＴ細胞は、「免疫応答の司令塔」とよばれるように、さまざまな免疫活動の起点となる重要な細胞である。こともあろうにＨＩＶはこの重要な細胞を標的として破壊してしまうのだから、厄介なことこの上ない。

なぜＨＩＶはヘルパーＴ細胞に取り付くことができるのか。ＨＩＶの表面にはエンベロープタンパク質の一つであるｇｐ１２０（鍵）が存在し、これがヘルパーＴ細胞上に存在するＣＤ４という分子（鍵穴）と特異的に結合する。

このために、ＨＩＶはＣＤ４分子を持つ細胞（＝主にヘルパーＴ細胞だが、単球、マクロファージ、樹状細胞の一部も含まれる）に感染し、その後、一定の潜伏期を経て、これらの細胞を傷害し、破壊する。この際に細胞死が起きるのはＨＩＶに感染したヘルパーＴ細胞だけではなく、リンパ組織内で感染細胞の周囲に存在する非感染ヘルパーＴ細胞も含まれる。

リンパ組織内には血管を介して多くのリンパ球が流入してくるが（＝この過程を介してリンパ球は全身をパトロールすることになる）、この際に感染細胞とすれ違った細胞もいっしょに巻き込まれて細胞死を起こすのである[※15]。このために、ある時点（感染成立から数ヵ月から数年の

※15　Doitsh G & Greene WC, Cell Host Microbe, 2016

間：個人差がある）から死滅する細胞の数が大きく増え始め、血中のヘルパーT細胞の数が著しく減少する。

ヘルパーT細胞は獲得免疫のもっとも重要な細胞であることから、ヘルパーT細胞が減ると次第に全身の免疫能が低下してきて、やがて日和見感染が始まる。このタイプの感染としてよく知られているのが、水痘・帯状疱疹ウイルスによる帯状疱疹、ヒトヘルペスウイルス8（HHV－8）によるカポジ肉腫や、真菌の一種であるニューモシスチスによるカリニ肺炎などである。健康人はこれらの病原体による重篤化を回避できるが、ヘルパーT細胞が減った人はうまく対応できず、やがて致死的となる。

「目つぶしを食らわせて」警報装置を解除

では、そもそも、なぜHIVの感染を防ぐことが難しいのだろうか。それは一つには、HIVが体内に侵入してきても、免疫系細胞がそれにほとんど気づかないからである。つまり、なぜかHIVに対しては免疫反応がうまく始動しないのである。これにはいくつかのメカニズムが働いている。

HIVは、次の章で述べるいくつかのウイルスと同様に、感染細胞にウイルス増殖を抑制するI型インターフェロンを作らせないようにする能力を持つ。つまり、自然免疫の根幹部分を抑え込む能力を持っているのだ。

具体的には、HIVのウイルスタンパク質の一つがI型インターフェロン遺伝子に働いてI型インターフェロンの産生を抑える。さらに、たとえI型インターフェロンがある程度作られたとしても、HIVは別のタンパク質を使ってI型インターフェロン受容体の下流に働き、インターフェロンのシグナルを遮断してしまう。

このように、HIVはI型インターフェロンを作らせず、さらにこのサイトカインが働かないようにするので、インターフェロンの作用経路が上流で止まり、ウイルスの初期防御過程である自然免疫自体がうまく動かなくなってしまう。つまり、ウイルスが感染細胞に対して複数の「目つぶし」を食らわせて、最初に働くべき警報装置をスイッチオフしてしまうのである（これは後で述べるB型肝炎ウイルス、C型肝炎ウイルスや新型コロナウイルスも同じことをする）。細胞内で生き延びるために、なんとも巧妙なことをするものである。おそらくウイルスの進化の歴史の中でそのような能力を獲得することによって、サルやヒトなどの宿主から排除されにくい病原体としての地位を確立してきたのであろう。

さらに、HIVは獲得免疫系の攻撃を回避するすべをいくつも持っている。その一つのメカニズムは速い変異である。HIVはレトロウイルスであるためにその活動には逆転写酵素の働きが必要となる。一方、この逆転写というプロセスでは頻繁に塩基配列に変異が入る。つまり、ウイルスの「顔」がもとと少し変わり、このために、最初に侵入してきたＨＩＶに対して作られた抗体やキラーＴ細胞が変異ウイルスに対して働きにくくなる。変異によって、抗体やキラーＴ細胞が認識できる「目印」がウイルス表面から減ったり、消えたりするからである。

そのような変異ウイルスは、体内で生き延びるうえで利点があるので、次第にその数が増え、感染宿主の中で蓄積されていく。つまり、自分が変化、変装することによって獲得免疫系からの攻撃を回避するというメカニズムである。このために、後でも述べるように、有効なワクチンの開発が遅れている。

追っ手の手の届かないところに潜伏

さらに、獲得免疫を逃れるもうひとつのメカニズムがある。潜伏感染だ。ＨＩＶが潜伏感染の隠れ家とするのは、ヘルパーＴ細胞の中でもメモリーＴ細胞に相当するものである。この細胞は、よりにもよって、長命で、ＤＮＡ合成をしておらず、いわゆる静止期に入っている。こういう細胞の中にＨＩＶが入り込むと、この細胞が分裂しない限り、感染細胞のゲノムの中でじっとしていて、ウイルスＲＮＡやタンパク質を作らない。まさに「ＨＩＶが隠遁《いんとん》生活に入る」かのようになる。このような状況のもとでは、感染細胞内でウイル

HIV-1の免疫回避のメカニズム

- ●ウイルスタンパク質による自然免疫始動の阻害
- ●ウイルスタンパク質による獲得免疫始動の阻害
- ●ウイルス感染によるヘルパーT細胞の死滅
- ●ウイルスの速い変異を介した自らの「変装」
- ●免疫の手の届かない場所への潜伏感染

HIVウイルスの主な免疫回避のメカニズム

ス抗原がほとんど作られず、したがって細胞表面でウイルス抗原の提示が起こりにくい状態となる。つまり、感染が起きていても、免疫系が察知できなくなるのである。

キラーT細胞ができていても、このような細胞は異物として認識できず、また、中和抗体ができていたとしても細胞内には入れないので、働くことができない。しかも、この細胞は長命なので、隠れたウイルスはずっと体内に存在することになる。つまりウイルスが「追っ手の手の届かないところに長期的に隠れる」ということになる。ウイルスによるじつに巧妙な免疫回避策のひとつである。

これに加えて、感染後期ではヘルパーT細胞が死んでその数が減る。ヘルパーT細胞は、獲得免疫の始動に必須であることから、ウイルスに対する免疫反応も低下し、ますますウイルスが免疫を回避する（＝免疫によって追い出されにくくなる）ことになる。

最近では、抗ＨＩＶ薬を３剤以上組み合わせて使う多剤併用療法（cART：combination anti-retroviral therapy）がきわめて有効であることから、エイズによる死亡者は大きく減りつつある。ただし、抗ＨＩＶ

薬による多剤併用療法は血中のウイルス量を大きく減らし、病状の進行を止めるが、体内のウイルス量をゼロにはできない。このことから、抗ＨＩＶ薬の出現によってエイズの問題がすべて解決できたわけではない。

この抗ＨＩＶ薬開発の先鞭をつけたのは当時熊本大学からアメリカ国立がん研究所感染症部にいた満屋裕明（現・国立国際医療研究センター研究所長）である。満屋は１９８５年にＡＺＴ（アジドチミジン）がＨＩＶの増殖を抑えることを見つけ、１９８７年、ＡＺＴは世界最初のエイズ治療薬として認可され、世界的に使われた。これを契機として、その後、多種類の抗ＨＩＶ薬が開発され、現在ではそれらを組み合わせて使う多剤併用療法が標準治療となっている。

ただし、ＨＩＶが潜伏感染した細胞には抗ＨＩＶ薬が効かないので、つねに少量のウイルスが体内に残ることになる。したがって、感染者は一生の間、抗ＨＩＶ薬を服用する必要がある。しかし、経済的な理由などから世界で多剤併用療法を受けているのはＨＩＶ陽性者の半分程度であり、ＨＩＶ感染は依然として広がりつつある。つまり、抗ＨＩＶ薬は優れた治療薬ではあるが、ＨＩＶの撲滅には役に立っていない。２０２２年末の時点で年間死者数は63万人にものぼる。[※16] いまだに人類にとってはきわめて深刻な感染症であることは間違いない。

※16　UNAIDS ファクトシート2023

最近、ＨＩＶがからだの中のどこに隠れているかがわかってきた。前述の多剤併用療法を14年間受け続けてきた患者で、[※17] 血中ではＨＩＶが陰性だったが、足の付け根にある鼠径リンパ節ではＨＩＶが見つかった。ＨＩＶは特に樹状細胞に棲みついていた。本来は、樹状細胞は異物を取り込んで、Ｔ細胞に「これが異物ですよ」と抗原提示する細胞なのだが、ＨＩＶは、なんとこの細胞をハイジャックしてしまう。すると抗原提示がうまく起こらず、ウイルスは細胞内で生き延びることになる。潜伏感染の実態がここにある。

エイズワクチンは開発できるのか？

ＨＩＶが分離・同定されてから40年が経つが、臨床的に使用可能なワクチンはいまだに開発されていない。なぜＨＩＶに対するワクチン開発がそれほど難しいのであろうか？

これまでＲＮＡウイルスに対してワクチンで有効だったのは、生ワクチンを作るというアプローチである。麻しんウイルス、おたふくかぜウイルス、ポリオウイルスなどで成功している。しかし、ＨＩＶはレトロウイルスであり、ＲＮＡからＤＮＡに変わって宿主細胞のゲノムに入り込むことから、生ワクチンはリスクがありすぎて使えない。このことから、ウイルス全体ではなくて、ウイルスの一部分を利用したサブユニットワクチンの開発が試みられてきた。特に、ウイルスのエンベロープタンパク質が感染に重要な役割を果た

※17　Banga R et al, Cell Host & Microbe, 31(1): 1714, 2023

すことから、ワクチン抗原として主に使われてきた。

しかし、そこで問題になったのが、HIVが持つ速い変異速度である。一人の感染者の中で次々に新しい変異株が生まれてくる。そして、その変異はしばしばワクチンが標的とするエンベロープタンパク質に入る。一方、中和抗体は主にこの部分に結合する。このために、ワクチン接種後にある程度中和抗体ができたとしても、その抗体は変異したウイルスにはあまり効かず、中和できない。これらのことからこのアプローチは諦められ、次に、キラーT細胞を活性化するワクチンの開発が試みられた。しかし、残念なことに、このアプローチによってもHIVに対しては有効なワクチンはできず、エイズを予防することができなかった。

このように、HIVに対するワクチンの開発は残念ながら惨憺《さんたん》たるもので、臨床第3相試験にまで入ったものは皆無であった。ウイルスの一部を標的にしたコンポーネントワクチンというアプローチは完全に失敗に終わったのである。これは通常のアプローチでは歯が立たなかったということであり、それだけこのウイルスは難物であることを意味する。現在試みられているのが、mRNAワクチンである。現在、アメリカNIH（アメリカ国立衛生研究所）の主導により、3種類のHIV mRNAワクチンの臨床試験が進行中である。

章末註：細胞のがん化は、がんの発生を促進する機構とそれを抑制する機構のバランスが崩れたときに起きる。がん抑制遺伝子は、がんの発生を抑えるために働く遺伝子の総称で、その産物（＝タンパク質）は異常な細胞増殖があったときにブレーキをかける働きを持つ。これらのタンパク質が分解されてしまうと、細胞の増殖にうまくブレーキがかからなくなり、がん化しやすくなる。

第5章　厄介な潜伏ウイルスたち

変幻自在なRNAウイルス

これまで、われわれのからだに潜伏して悪影響を与える例として、DNAウイルス（水痘・帯状疱疹ウイルス、ヒトパピローマウイルス、EBウイルス）とレトロウイルス（HIV）について説明してきた。実はウイルスには、これ以外にもゲノムとしてRNAを使うウイルスがたくさんいる。第1章で解説した新型コロナウイルスやインフルエンザウイルスもRNAウイルスの仲間だ。

私たちヒトをはじめとしてあらゆる多細胞生物はDNAのゲノムを持っているのに、なぜ一部のウイルスはRNAを使っているのだろうか。

一般にRNAはDNAに比べて化学的に不安定である。また、RNAを作るために必要な複製酵素はDNA複製酵素に比べてエラーを起こしやすく、変異が起きやすい。要は複製ミスが頻繁に起きるということだ。

複製ミスが起きやすいと、ゲノムサイズが大きい場合にはその中に変異が蓄積しやすくなる。これは、生物が自己を維持していくためにはきわめて不都合な性質だ。多細胞生物では、その多様な活動を維持・展開するためには多くの遺伝子を持っており、必然的にゲノムサイズは大きくなり、しかもそれが正確に複製され、再現性を持って働かなければならない。このために、多細胞生物では、複製ミスを頻繁にやらかす不安定なRNAではなく、変異が少ない二本鎖DNA構造を持つタイプが自然選択で残ったのかもしれない。

しかし変異は良い方向にも悪い方向にもどちらにも働く。複雑な構造を持つ多細胞生物の場合は、頻繁に起きる複製ミスは生存に致命的となるが、ゲノムサイズが小さくシンプルな構造をしているウイルスでは有利に働くこともある。

頻繁に変異を繰り返すRNAウイルスでは、宿主動物の免疫機構から捕捉されにくくなる「免疫回避」という現象が起きる。これは新型コロナウイルスのオミクロン変異株で何度も観察されてきたことである。同じオミクロン株の中にいくつもの異なる変異株ができ、変異が積み重なるたびに免疫回避性が高まっていく。まるで指名手配犯が次々に変装することによって警察の網にひっかからないようにするかのようだ。

RNAウイルスの中には「免疫回避」に加えて、長期間にわたって潜伏する能力を獲得したたちの悪いウイルスもいる。その代表格とも言えるのが、C型肝炎ウイルスだ。このウイルスには有効なワクチンが存在せず、炎症が慢性化すると、肝硬変や肝がんになる。毎年感染者が増えている。

本章では、C型肝炎ウイルス以外に、B型肝炎ウイルスを取り上げる。ただし、こちらのほうは同じ肝炎ウイルスでも、RNAウイルスではなく、DNAウイルスである。B型肝炎ウイルスの感染者数は約3億人であり、C型肝炎ウイルスをさらに上回る。こちらも、きわめて巧妙な方法で免疫の監視機構をくぐり抜けて、体内に潜み込み、長期にわたって悪さをする。

日本における肝がんによる死亡者数は年間約2万人、そのじつに約7割がB型肝炎・C型肝炎ウイルス感染が原因で発症する。肝臓は「沈黙の臓器」と言われ、肝臓にウイルス感染が起こっても、なかなか症状が現れないだけに、発見されたときには手遅れになることも多い。じつに手強いウイルスだが、公衆衛生学的にもなんとしても克服しなければならないウイルスである。

本章の最後には、感染から5〜10年の潜伏期間の後に脳炎を発症する麻しん（はしか）ウイルスを取り上げる。麻しんウイルスはRNAウイルスだ。感染性のみならず病原性も高く、発症している人と同じ部屋にいるだけで（空気）感染し、一人が感染すると、近くにいる12〜18人を感染させる。感染した人はほぼ100％発症する。一方で、短期間で予防効果が落ちる新型コロナワクチンなどとは違って、麻しんワクチンを2回接種すれば20年以上感染予防効果が維持される。脳炎の発症を防ぐためにはぜひワクチン接種が必要だ。

このようにRNAウイルスのカテゴリに属するウイルスでも、その性質は多様性に富む。ヴァイローム（ウイルス叢）はきわめて広大で、まだまだわからないことばかりなのだ。

さて前置きはこのぐらいにして、私たちにとっても身近で注意すべき、肝炎ウイルスから説明を始めよう。

知的障害児への人体実験で確認された肝炎ウイルス

急性肝炎がウイルスによるものであることがわかったのは1960年代から70年代にかけてのことだった。アメリカの知的障害児施設で行われた、いわば人体実験とも見なされる研究[※1]によって、血液を介してうつるもの（今のB型肝炎）と経口的にうつるもの（今のA型肝炎）と、少なくとも2種類のウイルス性肝炎の存在が確認された。

この研究は行われた施設の名前をとって「ウィローブルック肝炎研究」とよばれているが、その後、これが本人の同意がうまくとれていない知的障害児を対象としたものであり、さらに保護者の同意書も今から見ると不十分なものだったことから、不当かつ残酷な人体実験として大きな社会問題となった。

この研究の実施者だったソール・クルーグマン医師は「当時は9割の児童が入所後に肝炎を発症するというひどい状態だったので、肝炎発症を阻止する方法を考えざるをえず、人体実験はやむをえなかった」と釈明したが、多くの人たちは納得せず、この問題が明らかになって以後、臨床研究にかかわる倫理的要件や被験者保護、さらには倫理審査に関す

※1　Krugman S et al, JAMA, 1967

る考えが世界的に大きく変わった。その後のクルーグマン医師の研究から、B型肝炎感染者の血清を加熱して投与すると感染が起きないだけではなくて、逆にその後B型肝炎には罹らなくなるという知見が得られた。これがB型肝炎ワクチンの開発の発端となった。しかし、だからといって結果から手段を正当化することは難しい。

著者の一人(宮坂)も、同研究とほぼ同時期の1960年代終わりから70年代にかけて医学部の講義を受けたが、今でも忘れられない記憶が一つある。それは、肝炎の講義をした先生が、「自分の患者が罹った肝炎がウイルス感染症であることを証明するために、患者由来の血清に細菌を除く濾過処理をして、自らと同僚に投与した。その結果、予想どおり、両者ともに肝炎を発症した」と話したことである。強い探究心のあまりということだったのではあろうが、人体実験であったことに変わりはなく、はたして研究の必要性が研究対象者のリスクや負担を上回るものだったのか、今ではおおいに疑問に感じる問題である。

ヒトに肝炎を起こすウイルスはA型、B型、C型、D型、E型肝炎ウイルスがわかっているが、すべて異なるウイルス科(属)に属する。

A型肝炎ウイルスはRNAウイルス・ピコルナウイルス科、B型肝炎ウイルスはDNAウイルス・ヘパドナウイルス科、C型肝炎ウイルスはRNAウイルス・フラビウイルス科、D型肝炎ウイルスはRNAウイルス・デルタウイルス属(科は決まっていない)、E型肝炎ウ

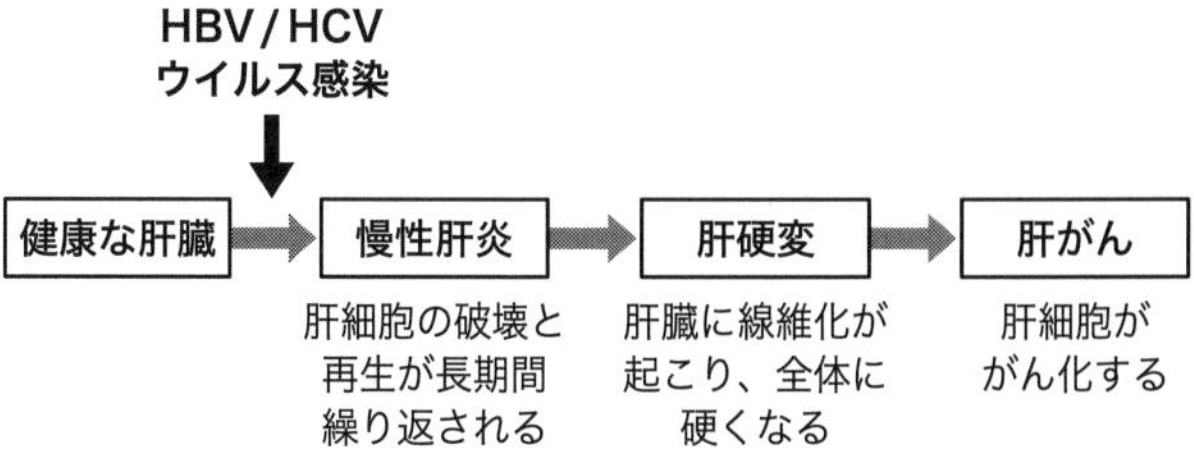

肝炎ウイルス感染とがん化の流れ

イルスはＲＮＡウイルス・ヘペウイルス科である。

肝炎を起こすウイルスのうち、主に食べ物を介して感染するのがＡ型肝炎ウイルス、主に血液を介して感染するのがＢ型とＣ型の肝炎ウイルスである。Ａ型肝炎は一過性の感染症で、慢性化することはまれである。一方、Ｂ型肝炎、Ｃ型肝炎は慢性化することがしばしばあり、どちらの場合も慢性化が続くと肝硬変や肝がんへと進行することが多い。

①Ｂ型肝炎ウイルス

Ｂ型肝炎ウイルスは、ＤＮＡウイルスの一種で、略してＨＢＶ（hepatitis B virus）とよばれる。１９７０年に電子顕微鏡でＨＢＶ粒子が可視化され、１９７９年にウイルスゲノム配列が決定された。

主に、感染者の血液や体液を介して感染する。前述したように世界で数億人の感染者がいて、日本でも約１００万人ものウイルス保有者（キャリア）がいる。

HBVは感染すると、多くの場合、急性肝炎を起こし、感染者の約9割ではウイルスはいずれ体内から排除され、急性肝炎から回復する。しかし、約1割の人ではウイルスを排除できずにHBVが持続感染するキャリアとなり、その一部では慢性肝炎から肝硬変を発症し、さらには肝がんへと進むことがある。持続感染するか否かは、感染年齢が大きく影響する。1歳以下の場合90％、1歳から5歳で25～50％、それ以上の年齢では1％以下である。これは感染者の免疫機能の発達度合いに関係している。

では、HBVは通常はどのようにして排除されるのだろうか。そして排除がうまくいかなかったときにはどのようにして体内に棲みつくようになるのだろうか。

ステルス化する能力を持つHBV

多くの場合、HBV感染から一定期間後に獲得免疫系が働いて、HBVに対する特異的な中和抗体や感染細胞を殺すキラーT細胞ができてくる。このために、体内からウイルスが完全に排除されるようになる。しかし、一部の人では免疫がうまく働かず、無症候性キャリアとなる。これが持続感染とよばれる状態である。その約1割では慢性的に肝炎が続き（＝慢性肝炎）、さらに一部では肝硬変を経て、肝がんへと移行する。また、HBVに感染した母親から生まれた新生児では、主に産道を介して感染が起こり、ほとんどの場合、持続感染となる。

ここで、ウイルスが体内に侵入してきたときに起きる免疫反応について少し説明しよう。一般に、ウイルスが感染するとわれわれが生まれつき持っている自然免疫機構が最初に働く。具体的には、自然免疫レセプターとよばれる異物認識センサーがウイルスの構成成分を認識して、細胞内に警報を送り、ウイルス防御に非特異的に働くI型インターフェロンをはじめとする種々のサイトカインが細胞内で作られ始める。

その後、これらのサイトカインがウイルス侵入警報として、さらに獲得免疫系の細胞（特にT細胞やB細胞とよばれるリンパ球群）に働いて、前述のごとく、ウイルス特異的なヘルパーT細胞、キラーT細胞や中和抗体（＝ウイルスの活動を中和する抗体）ができやすくなる。このように自然免疫と獲得免疫の両方が働くことにより、ウイルスが体内から排除されるようになる。

ところがHBV感染時の肝臓における初期反応をチンパンジーで調べてみると[※2]、I型インターフェロンを含むサイトカイン産生がほとんど認められず、あたかもHBVがステルス戦闘機のように外敵として認識されないまま肝臓内に侵入していた。これはきわめて不思議なことである。

というのは、肝臓という組織は、肝細胞のほかに自然免疫に関わるクッパー細胞（食細胞

※2　Wieland S et al, PNAS, 2004

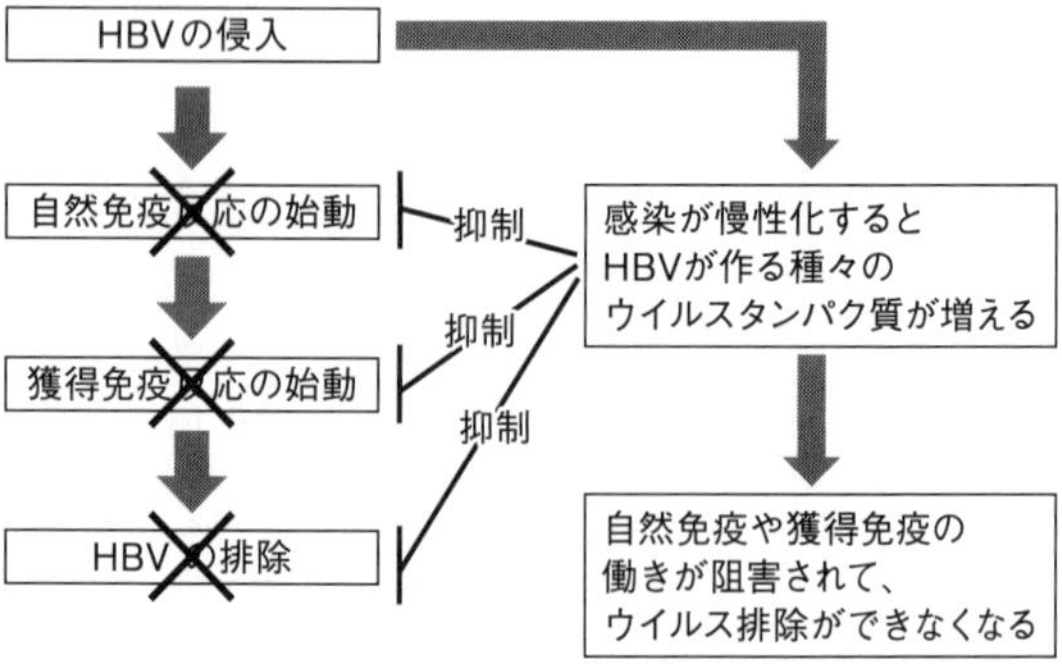
HBVの侵入
自然免疫反応の始動
獲得免疫反応の始動
HBVの排除
抑制
抑制
抑制
感染が慢性化すると
HBVが作る種々の
ウイルスタンパク質が増える
自然免疫や獲得免疫の
働きが阻害されて、
ウイルス排除ができなくなる

HBVウイルスが免疫系を回避するメカニズム

の一種）、ＮＫ（ナチュラルキラー）細胞やＮＫ細胞とＴ細胞の中間のようなＮＫＴ細胞が豊富に存在していて、自然免疫が起こりやすい組織だからである。

この謎が最近解けてきた。※3 ＨＢＶには自然免疫を抑えるいくつもの手段が備わっているのだ。具体的には、ＨＢＶが作るいくつかのタンパク質が自然免疫系の複数の構成成分に対して働き、感染細胞でのＩ型インターフェロンの産生やシグナル伝達を抑制しているのである。細かいところは異なるが、前章で述べたＨＩＶとよく似たメカニズムを使っている。

このために感染細胞は、ウイルスの初期防御に重要なＩ型インターフェロンをうまく作れず、あるいは少々作ったとしてもそのシグナルが伝わりにくいために、Ｉ型インターフェロンによる抗ウイルス防御がうまくいかない。ＨＢＶ由来のタンパク質がヒトの自然免疫を効果的に抑えるためである。

※3　Xu C et al, Front Microbiol, 2021

頼みの綱のキラーT細胞も疲弊化

ＨＩＶのくだりでも説明したとおり、自然免疫系がうまく働かないと獲得免疫系が効率的に動き出さない。そのため、自然免疫反応を起こしにくいＨＢＶは、獲得免疫による中和抗体やキラーT細胞による攻撃もしばしばまぬがれることができる。

実際、ＨＢＶの持続感染が起きている慢性肝炎患者では血中の中和抗体の量が少なく、キラーT細胞もあまりできていない。また、キラーT細胞が増えていても、免疫応答にブレーキをかける免疫チェックポイント分子であるＰＤ－１の発現がT細胞上で増えていて、キラーT細胞がいわゆる疲弊《ひへい》状態（＝働きすぎて機能低下している状態）にあることが多い。[※4]つまり、持続感染が起きると、ＨＢＶに対する免疫力が下がってしまう。

ただし、これが最初に自然免疫がうまく働かなかったために起きたことなのか、それとも後になってからの獲得免疫反応の問題なのかは、いまのところ不明だが、いずれにせよ、ＨＢＶによる慢性肝炎患者では非特異的な自然免疫も特異的な獲得免疫も低下していて、ＨＢＶを排除しにくい状態になっている。

ちなみに、免疫チェックポイント分子のチェックポイントとは検問所の意味である。免疫細胞の表面にはいわば検問所機能を持つ分子が存在し、免疫の働きすぎを止めるブレー

※4　Kuipery A et al, Antiviral Res., 2020

キとして機能することが近年わかってきた。これを明らかにしたのがジェームズ・アリソン(テキサス大学)と本庶佑(京都大学)で、彼らはこの業績により2018年にともにノーベル生理学・医学賞を受けた。

免疫チェックポイント分子としてよく知られるのは、PD－1やCTLA－4というタンパク質である。Tリンパ球が異常な刺激を受けるとこれらの免疫チェックポイント分子が細胞表面に出現し、免疫反応に対するブレーキペダルとして機能する。その一つであるPD－1は、異常な刺激により刺激されすぎて「疲弊化」したT細胞上に多く出現するが、前記のごとく、慢性肝炎患者のT細胞でもPD－1が増加している。

5%にはワクチンでも免疫がつかない

1976年、HBVの発見により、バルーク・ブランバーグ(アメリカ)がノーベル生理学・医学賞を受賞した。その後、この研究が発展して、感染予防に非常によく効くHBVワクチンが開発された。ところが厄介な問題が2つある。一つは、HBVワクチンを接種すると、ほとんどの人たちは正常に中和抗体を作って感染からまぬがれるようになるのだが、少数(約5%)の人たちは抗体がうまく作れないのだ。これらの人たちはHBVワクチンに対する免疫反応が働かないノン・レスポンダーとよばれる。普通のワクチンには正常に反応できるものの、HBVワクチンに対してはうまく反応できない。このようなノン・レスポンダーの人たちは、たとえ複数回ワクチン接種をしてもT細胞がうまく活性化されず、その結果中和抗体を十分に作れないことから、ワクチン接種をしてもB型肝炎に罹りやすいままとなる（接種を受けた人たちは、自分だけはもう大丈夫と思っているのだが、実はHBVに対する免疫ができていないのである）。この現象のメカニズムは複雑であり、『免疫力を強くする』（宮坂昌之著、講談社ブルーバックス）の中で説明しているので、章末註1で説明するだけにとどめる。

もうひとつの問題は、世界レベルでのワクチンの普及が必ずしもうまく進展していないことである。このために、アジア・アフリカではHBVキャリアが後に述べるHCVキャリアよりずっと数が多い。ノーベル賞受賞者や感染予防効果の高いワクチンは出たが、HBVの予防や治療はまだまだである。

②C型肝炎ウイルス

次にC型肝炎ウイルスを見てみよう。C型肝炎ウイルスはRNAウイルスの一種である。HCV（hepatitis C virus）ともよばれる。このウイルスは、主に血液や体液を介して感染し、なかでも多いのは、輸血や医療関係者の針刺し事故や性行為を介しての感染などである。

感染が成立すると、ウイルスは肝細胞内で増えるだけでなく、Ｔ細胞、Ｂ細胞、単球や樹状細胞などの免疫系の細胞にも入り込み、ＨＩＶ感染の場合と同様に、ウイルスは一部の免疫細胞を「隠れ家」とするようになる。つまり、ＨＣＶは肝炎ウイルスと言われながら、免疫系にまで侵入する大変なウイルスなのである。このためと思われるが、後述のごとく、感染の進行とともに免疫系の働きが低下してきて、ウイルスの排除が困難になってくる。

ただし、最近になってから、治療効果が非常に高い多種類の経口薬（＝直接作用型抗ウイルス薬：いずれもウイルスタンパク質に直接働いてその機能を阻害する）が出てきていて、複数のものを組み合わせて使うと、多くの場合、血中から持続的にウイルスＲＮＡがほとんど検出できない状態にまでウイルス量を減らすことができる。これは治療の観点から大きな朗報である。

ところが、残念なことに、ＨＣＶでは有効なワクチン[※5]がない。このためにＨＣＶの予防がうまくいかず、毎年感染者が増えつつある。現在、ＨＣＶ感染者は、全世界で約１億７０００万人、我が国でも１００万〜１５０万人と、非常にその数が多く、このために、ＨＣＶ肝炎はしばしば「21世紀の国民病」といわれる。

ＨＣＶがさらに問題なのは、ＨＢＶの場合と同様に、持続感染をすることである。怖い

※5　https://www.niid.go.jp/niid/ja/typhi-m/iasr-reference/2535-related-articles/related-articles-491/10127-491r02.html

ことに、HCV感染が成立してもその多くに自覚症状がなく、約7割が持続感染となって慢性肝炎へと移行する。さらに、この状態で治療をしないままにしていると、約30年の間に肝硬変となり、約40年で肝がんへと移行する。

最近の全国的な調査[※6]では、日本でみられる肝がんの半数以上がC型肝炎による。2021年の統計では日本の肝がんによる死亡者は年間約2万4000人なので、毎年約1万5000人がC型肝炎による肝がんで亡くなっている。単一のウイルスがここまで世界的に広がり、日本だけでも多くの死者を生み出しているという事実を見れば、世界ではHCVによるパンデミックが起きていると言っても過言ではない。病気の経過が長いために、その被害が実際に見えにくく、一般的にはあまり認識されていないが、グローバルヘルスという観点からは、実はこれは大変なことなのである。

免疫系を無力化するいくつもの罠

ではHCVはなぜ持続感染をしやすく、肝がんを作りやすいのだろうか。これは、HCVもHBVと同様に、さまざまないくつもの罠（＝宿主からの免疫を回避するための手段）を持っているためである。

まず、HCVでは、HBVと細かい作用点は異なるものの、HBVの場合とよく似てい

※6　https://cgatakanen-support.net/before/index.html

て、自然免疫の活性化に必要なパターン認識レセプターとその下流の働きを阻害する「罠」を持っている。具体的には、いくつかのウイルスタンパク質が自然免疫系の複数の構成成分の働きを抑え、感染細胞でのⅠ型やⅢ型インターフェロンの産生やシグナル伝達を抑制する。

つまり、HBVの場合と同様に、感染細胞はウイルスの初期防御に重要なサイトカイン（HCVの場合は特にⅠ型、Ⅲ型インターフェロン）をうまく作れず、あるいは少々作ったとしてもそのシグナルが伝わりにくいために、インターフェロンによる抗ウイルス防御がうまくいかない。[※7]

すると、細胞内ではウイルス増殖をうまく止められず、さらにインターフェロンによって活性化されるはずのNK細胞がうまく活性化されなくなるので、NK細胞による感染細胞の破壊もうまく起きなくなり、個体レベルでも感染が止められなくなる。

これに加えて、HCVは獲得免疫自体の働きも抑える。

ウイルス感染が起きると、通常は最初にヘルパーT細胞が活性化され、次いでヘルパーT細胞から刺激を受けたB細胞がウイルスに対する中和抗体を作る。さらにヘルパーT細胞はキラーT細胞の分化を助けるので、キラーT細胞が増え、これがウイルス感染細胞を殺すようになる。

※7　Xu C et al, Front Microbiol, 2021

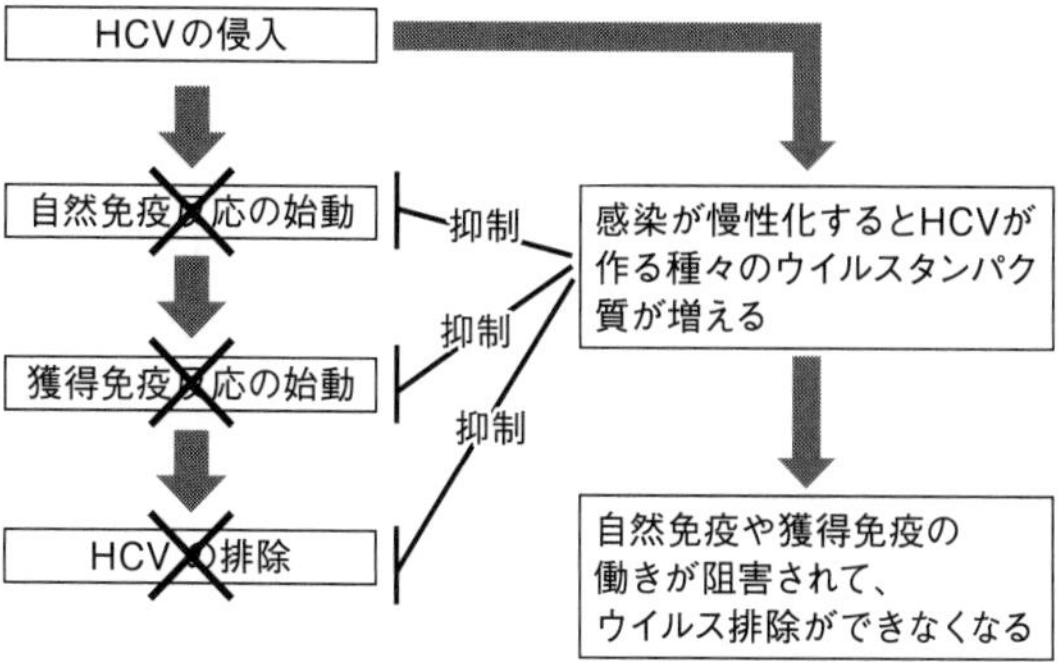

HCVウイルスが免疫系を回避するメカニズム（再掲）

このように免疫応答が円滑に進むと、中和抗体は細胞外に存在するウイルスに働いて不活化（無力化）する一方で、キラーT細胞はウイルス感染細胞に結合して感染細胞を破壊する。そして両方の作用が相まって、体内からウイルスが排除されるようになる。通常のウイルス感染では、このようなことが感染から数日後ぐらいから始まり、1〜2週間後までには終了し、ほとんどの感染者ではウイルス排除が成功裏に終わる。

ところが、HCV感染では、自然免疫の活性化が悪いためか、このような獲得免疫の始まりが遅く、しかも中途半端なところでT細胞の活性化が止まってしまうことが多い。このために、[※8]全体のわずか2〜3割の感染者でしかウイルスが完全に排除されず、残りの7割から8割もの人たちでは肝炎が慢性化する。

現在、この理由として考えられているのが、T細胞の疲弊とウイルスの変異による免疫回避である。慢性

※8　Thimme R et al, JEM, 2001; PNAS, 2002

化したＨＣＶ肝炎患者の末梢血にはＨＣＶ特異的なキラーＴ細胞が存在する。しかし、その細胞表面には前述の疲弊マーカーＰＤ－１の発現が増えていて、感染細胞を殺す能力が低下している。ＨＣＶが感染細胞内で作る何かが、このような疲弊Ｔ細胞を作り出していると思われるが、現時点では不明である。このほかにもＴ細胞の機能を抑制するインターロイキン－10（ＩＬ－10、章末註２）というサイトカインが血中で増え、またＩＬ－10を産生する活性化Ｔ細胞や制御性Ｔ細胞（＝免疫にブレーキをかける細胞）などがＨＣＶ慢性肝炎患者で増えている。どうも免疫にブレーキをかける複数の機構が同時に働いているらしい。

このように、ＨＣＶは、ＨＢＶの場合と細かい点では若干異なるものの、その産物が自然免疫と獲得免疫の両方を抑えるという点は非常によく似ていて、ウイルス増殖が進むと産生されるウイルスタンパク質が増えるために、どんどん免疫が抑制されるようになっていく。

すると、これまでなんとか免疫の力で抑えられていたウイルスが徐々に頭をもたげてきて、増殖するようになる。ＨＣＶはＲＮＡウイルスであり、変異を校正する機構を持たないことから、増殖の際に変異を起こしやすい。つまり、ＲＮＡウイルスでは増えれば増えるほど新たな変異ウイルスが出現する。このようなときには、免疫の働きを逃れるようなウイルスが生き残りやすいことから、結果的に慢性肝炎患者の肝臓では免疫回避性の高い

※9 Klenerman P & Thimme R, Gut, 2011

ウイルスが増えてくる。

こうなると、からだの中では「T細胞の疲弊」と「新たなウイルス変異株の出現」という2つの事象がダブルパンチのように働き、獲得免疫ではもはやウイルスを排除することができなくなり、肝炎がさらに進行する。そして、肝細胞が傷つくとともに組織の線維化が起こり、肝硬変が起こり、やがて肝がんに至る。

謎に包まれたHCVがん化のメカニズム

前述のDNAウイルスであるB型肝炎ウイルス（HBV）では、ウイルスゲノム（DNA）がヒト染色体に組み込まれること（インテグレーション）で、さまざまな不具合が起きる。ヒト遺伝子機能が変化したり、ヒト染色体が不安定になったりするのだ。これ以外にも、がんを誘発するウイルスタンパク質変異体を恒常的に発現するなどのメカニズムが同時並行して働き、肝がんが発症すると考えられている。

では、HCVではなぜ肝がんができるのだろうか。HCVはRNAウイルスであり、HBVのようにDNAウイルスではなく、HIVのような逆転写酵素も持たないため、ヒト染色体へのウイルスゲノムの組み込みは認められない。

HCVによる肝がん発症部位では、慢性肝炎となった部位に比べて、ウイルスの多様性が増加しつつも、ウイルスRNAゲノムの量は少ない。こうしたことから、ウイルス増殖やウイルスタンパク質には直接的な発がん作用があるとは考えにくい。しかし、HCV感染によって宿主細胞が傷害され、酸化ストレスが発生し、ミトコンドリアの機能低下などが見られ、肝臓では細胞の壊死と再生が繰り返し起きる。この間に何らかのメカニズムによって二次的な遺伝子異常が起こり、これが発がんにつながるらしいが、その詳細な機序についてはよくわかっていない。

以上のことを考慮すると、HCVによる発がんを防ぐためには、まず感染を予防することである。万が一感染してしまった場合には直接作用型抗ウイルス薬をうまく使って、できるだけ早くウイルスが排除されるようにする必要がある。

ちなみにHCVの発見（1980年代後半から1990年後半にかけての業績）に対しても、2020年、ノーベル生理学・医学賞がハーベイ・オルター（アメリカ）、マイケル・ホートン（カナダ）、チャールズ・ライス（イギリス）の3名の研究者に与えられた。この発見により、鋭敏なHCV検査法がその後考案され、さらに国立感染症研究所所長（2018年〜）の脇田隆字らによって世界ではじめてHCVの感染性粒子が培養細胞で作製された。これによってHCVが電子顕微鏡レベルで可視化され、さらに細胞や動物での感染実験が可能になった。また、非常に有効な抗ウイルス薬が開発されてきた。

ただし、一つ残念なのは、２０２３年時点ではＨＣＶには有効なワクチンが開発されていないことである。これが実用化されると、ＨＣＶによる肝硬変や肝がんによる死者がさらに大きく減るはずであり、ワクチンで予防、抗ウイルス薬で治療ということが可能になるはずである。

③麻しん（はしか）ウイルス

本章を締めくくるにあたって、最強の感染能力を持つ麻しんウイルスを取り上げよう。前述したように、麻しんウイルスはＲＮＡウイルスの一種である。このウイルスも持続感染を起こし、感染から数年後に脳炎を発症することがある。

麻しんウイルスはとても感染性が高く、一人が感染すると、近くにいる12〜18人を感染させる。この感染者一人あたり何人を感染させるかという数のことを基本再生産数（R_0）というが、R_0は風しんウイルスが5〜7、おたふくかぜウイルスが4〜7程度なので、麻しんウイルスの感染力がほかのものと比べてずば抜けて高いことがわかる。現在わかっているヒトに感染するウイルスの中では、もっとも感染力が強い。

このウイルスは、主に空気感染によって感染拡大する。感染者のせきやくしゃみから感染する「飛沫感染」で広がるが、口からの大きな飛沫だけでなく、空気中を漂い容易には下に落ちないような微小飛沫（エアロゾル）を吸い込んでも感染する。感染すると多くは9～11日の潜伏期間のあと発熱し、それから4日目くらいより高熱とともに発疹を認めるようになる。発熱が始まる1日ぐらい前から、感染者はウイルスを排出するため、症状が出る前から他人に感染させることになる。その結果、図らずも周囲の多くの人を感染させてしまう。このほかに、一部、接触によってうつる接触感染も起きる。

感染するとほぼ100%が発症

麻しんは感染伝播力も強いが、病原性も強い。感染するとほぼ100%発症し、不顕性感染はほぼない。潜伏期のあと、発熱、せき、鼻水や倦怠感（だるさ）などの症状が出て、それが数日続き、いったん少し熱が下がる。最初は普通の風邪と区別がつきにくいが、解熱とほぼ同じくして、口の中に白い斑点が出てくる。コプリック斑といって、奥歯のすぐ横あたりの粘膜上に見られ、麻しんに特徴的な症状としてよく知られる（麻しんでもっとも多く観察されるが、ほかのウイルス感染症でも散見される）。この後すぐに首筋や顔に赤い発疹が出てくる。

持続感染を起こして、感染から数年後に脳炎が起きることがある

後でも説明するが、このウイルスに感染すると免疫の働きが抑制され、肺炎や中耳炎を合併することがしばしばある。さらに、感染者数万人に一人ぐらいの割合で脳炎を発症する。脳炎が見られるのは、1歳未満で麻しんに罹患した場合や、免疫機能が低下している場合（たとえば免疫抑制剤や抗がん剤などを長期に服用しているような状態）が多い。はっきりとしたことはわかっていないが、正常な免疫機構だと排除されるはずの麻しんウイルスが免疫力の低い人に侵入すると持続感染を起こし、やがて変異を起こして脳炎を引き起こすのかもしれない。脳炎発症は学童期に多く、全体の約8割を占める。発症後は、数ヵ月から数年の経過で神経症状が進行するが、適切な治療法がなく、予後が非常に悪い。この点でも、麻しんは甘く見てはいけない病気である。

20年以上効果が持続するワクチン

麻しんに対する治療薬はない。したがって、ワクチン接種しかこの非常に感染力（伝播力、病原性ともに）の強いウイルスに対抗する手段はない。麻しんワクチンは、現在、生ワクチンが使われ、日本では風しんワクチンとともにＭＲ（麻しんmeaslesと風しんrubellaの頭文字に由来）ワクチンとして投与される。通常、1歳代で1回目の接種を行い、小学校入学の前年

に2回目の接種を行う。

非常に有効なワクチンで、2回の接種によってほとんどの人に強い免疫が付与され、それが20年以上持続する。したがって、2回のワクチン接種をした人たちではほぼ感染が完全に防げるだけでなく、重症化することもない。土着の麻しんウイルスが存在しない国は「麻しん排除国」として世界保健機関（WHO）より認定されるが、日本も広いMRワクチン接種により2015年に認定された。

ところが、このように有効なワクチンが存在しているにもかかわらず、必ずしも世界的にはワクチンが普及しておらず、WHOの統計[※10]によれば、2021年だけで全世界で12万人以上が麻しんで死亡しており、そのほとんどが5歳以下の子どもである。時折ニュースなどで国内での麻しん発症者の発生が報じられるが、すべて海外からの持ち込みとそれによる感染拡大である。ただし持ち込みであろうと、国内発であろうと、感染者の近くにいるとその強力な感染伝播力により感染することに違いはなく、交通手段が発達し世界が近くなっている今、ワクチン接種を続ける必要性はさらに増している。

日本で麻しんワクチンの2回接種が義務化されたのは1990年4月2日以降なので、1990年4月1日より前に生まれた人は麻しんワクチンを1回以下しか接種していない。この人たちの中で麻しんに感染したことがない人は、麻しんに罹る可能性がある。

※10　https://www.who.int/news-room/fact-sheets/detail/measles

麻しんは、以前は簡単な子どもの感染症と考えられていた。著者の一人（宮坂）の父親は開業医だったが、同様の意見で、近くの子が麻しんに罹ったときに、私に「いっしょに遊んでおいで。早く罹ったほうがあとで免疫ができて、かえっていいから」と言っていた。その結果、私と弟はみごとに麻しんに感染したが、幸い、たいしたことなく回復した。しかし、今になってみると、わざと感染するというのはややリスクのある方法だったということになる。麻しんに罹るよりはワクチン接種によって免疫を得るほうがずっとリスクが小さい。

麻しんに罹ると免疫の記憶が薄れる

以下に述べるように、麻しんに罹ると、その他の感染症に罹った「経歴」も薄れてしまい、ひどい目に遭うことがある。したがって、麻しんの感染未経験でワクチン接種を1回以下しか受けていない人は、接種を受けたほうがよい。

麻しんウイルスの大きな特徴は、最初に免疫系の細胞、特に活性化リンパ球（T細胞、B細胞）や樹状細胞に感染して、感染者の免疫力を下げることである。これは一般的にはあまり知られていないことであるが、以下に述べるように、非常に大事なことである。

開発途上国のように衛生状態が良くないところでは、麻しんウイルスによって引き起こされる免疫抑制のために子どもたちの間で感染症のリスクが大きく高まる。このウイルスは、さらに気道の上皮細胞にも感染するので、風邪とよく似た症状を引き起こし、皮膚の上皮細胞が感染すると発疹が出る。通常は、この過程で自然免疫が活性化され、感染から数日後に獲得免疫が働いて、抗体とキラーT細胞の両方がウイルス排除にかかわる。一度ウイルス排除に成功すると、体内にメモリーT細胞とメモリーB細胞ができて、その後20年以上、この免疫が持続する。

ただし、感染の過程では血液中のリンパ球数が一時的に減少し、リンパ組織ではB細胞が作られる濾胞の数や活性化T細胞も大きく減少する。血液中のリンパ球数は、感染から治ると数週間で元どおりに戻ってくるが、リンパ組織内の細胞は大きく減ったままで、数ヵ月以上、もとに戻らない。

減少するのは、メモリー細胞とよばれる細胞で、ほかの病原体に対する長期的な免疫持続を司る細胞である。したがって、麻しんに感染すると、過去のワクチン接種などで積み上げてきた「個人の免疫の歴史」が薄れてしまう。実際、麻しんに感染した人たちを長期的に観察すると、[※11]感染前と比べて感染後2〜3年間はほかの感染症による死亡率が高くなっている。

[※12]実験的にサルに麻しん感染を起こしてその後の体内の抗体量を測定したところ、種々の

※11 Mina MJ et al, Science, 2015
※12 Mina MJ et al, Science, 2019

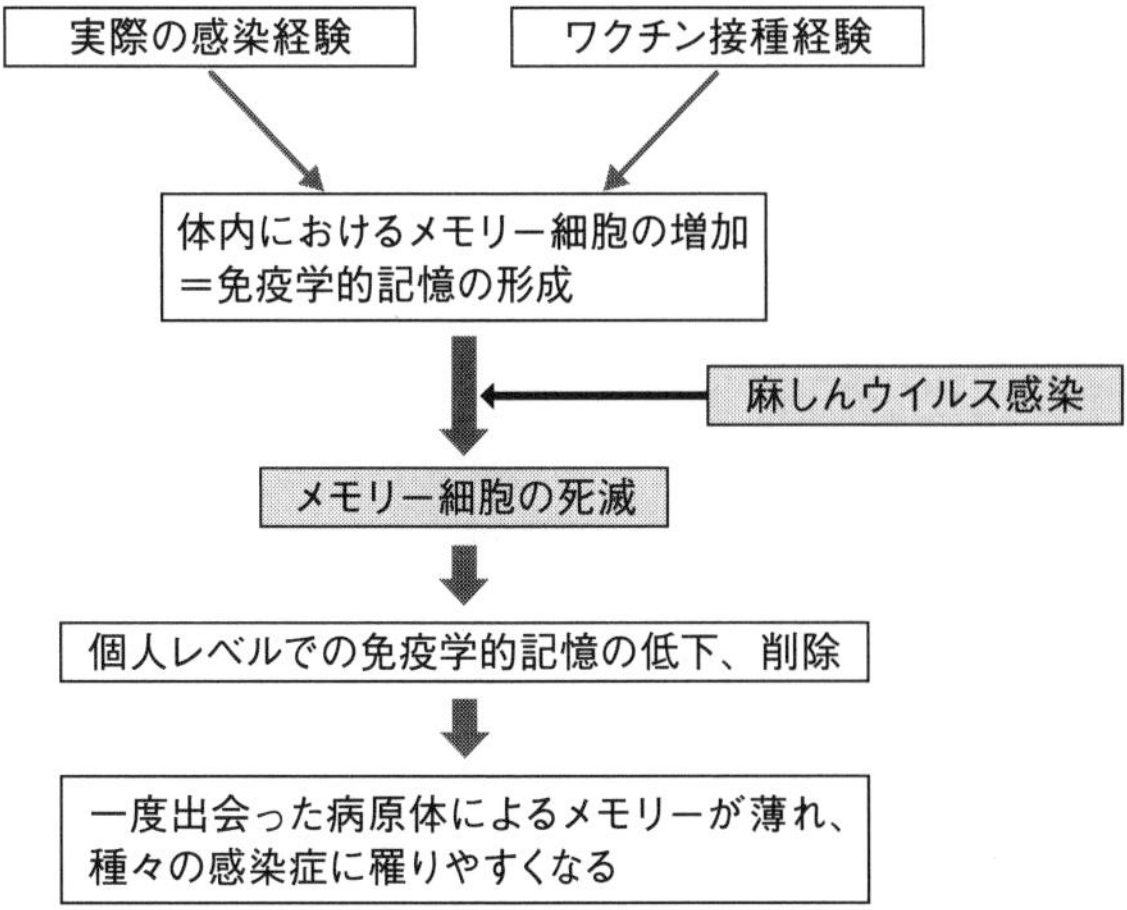

麻しんに罹るとメモリー細胞が減少するため、さまざまな感染症に罹りやすくなる

病原体に対する中和抗体が麻しん感染後に半減していて、それが回復するまでに5ヵ月ぐらいかかっていた。

つまり、麻しんウイルスは免疫細胞に感染して、一度活性化されてメモリーを持つようになった細胞を殺してしまうので、以前に得ていた免疫学的な記憶が大きく減ってしまう。このために一度は免疫を得ていた種々の病原体に再び罹りやすくなってしまうのだ。これが、麻しん感染中あるいは感染後に、肺炎や中耳炎などの種々の感染症が出てくる主な理由である。

これは、いわば麻しんウイルスによる「最後っ屁」みたいなもので、このウイルスは体内から排除される代わりに、からだにとって大事な免疫細胞をやっつけるという「嫌みなこと」をする。ただし、ワクチン接種を受けた人たちではこのようなことは起きないので、ワクチン接種は麻しん合併症や後遺症を有効に防ぐことになる。

章末註1：一般にT細胞がワクチン成分（＝抗原）に反応するためには、ワクチン成分が樹状細胞の細胞膜上にあるMHCという分子に結合してその上に提示されることが必要であり（＝抗原提示という現象）、このMHC・抗原複合体をTリンパ球が認識したときに初めて活性化が起こる。ところが、MHCは「個体の目印」ともいわれるほど、非常に種類が多く、まれなことではあるが、中にはワクチン成分がMHCにうまく結合できない場合がある。このようなMHCを持つ人は、いわゆるノン・レスポンダー（不応答者）といって、遺伝的にその特定の抗原に対してT細胞がうまく反応できない。T細胞が反応しないとB細胞も反応しないので、結果としてウイルスに対する中和抗体がうまくできない。B型肝炎ワクチンだと、数％の人がノン・レスポンダーである。この現象は、B型肝炎ワクチンのようにいわゆるリコンビナント・ワクチンの場合にはっきりとみられる。それは、リコンビナント・ワクチンではウイルス全体ではなくてウイルスの一部分のみを標的抗原とするからである。

章末註2：サイトカインには、T細胞の機能を亢進させるものと抑制するものがある。後者のうち、よく知られているのがIL－10である。また活性化されたT細胞の一部にはIL－10を多量に作るものがあり、また、制御性T細胞もIL－10を作る。

第6章

病原性ウイルスvs.人類
ミクロの世界で繰り広げられる攻防戦

第5章までは、巧みな方法で体内に忍び込み、免疫機構を翻弄する、さまざまなウイルスの戦略を解説してきたが、私たちに備わった免疫機構もみすみす侵入を許しているわけではなく、きわめて洗練された方法で病原ウイルスを撃退している。この章では、からだにウイルスが入ってきたときに、われわれのからだはそれをどのように感知して、どのような反応を起こすのかについて改めて述べる。一部、これまでの章の記述と重複する部分もあるがご勘弁いただきたい。

ヒトが持つ免疫機構はきわめて複雑かつ精緻であり、わずか1章では概要すら説明できない。本書ではそのエッセンスのエッセンスに触れるにとどめるが、興味のある方は、拙著（宮坂）『免疫と「病」の科学』『免疫力を強くする』『新型コロナ　7つの謎』（いずれも講談社ブルーバックス）などをご覧いただき、さらに専門書を読み進めていただきたい。できるだけ平易に記述したが、難しいと感じた場合は、読み飛ばして、あとから適宜参照いただいても構わない。

①生まれつき持っている仕組みと生後獲得する仕組み

私たちのからだには、病原体の侵入・拡散を防ぐための仕組みがいくつも存在する。それゆえ、私たちは簡単には感染症に罹らない。特に、二段構えの防御体制が大事なポイン

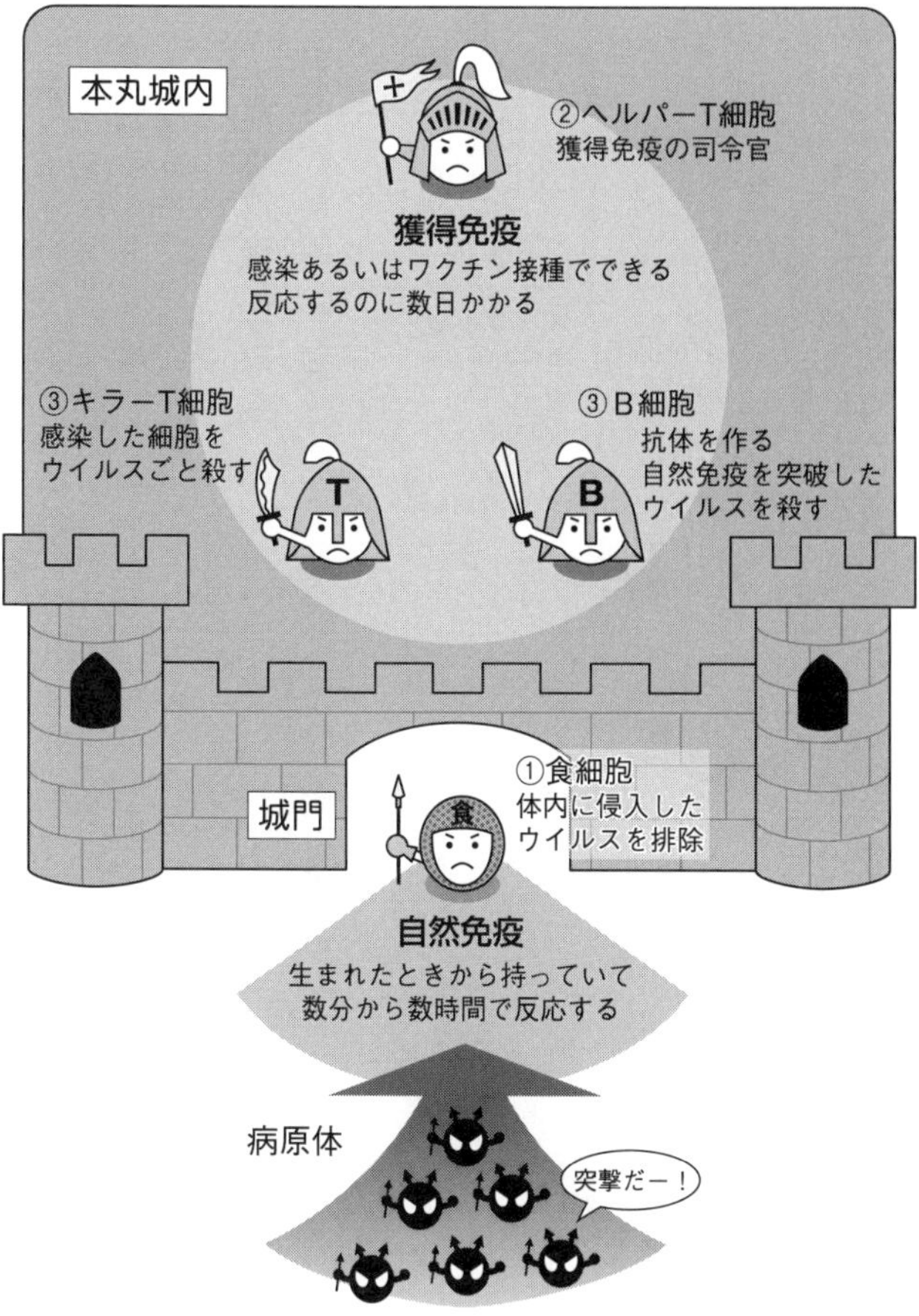

からだの防御体制は自然免疫と獲得免疫の二段構え

（『新型コロナ　7つの謎』〈講談社ブルーバックス〉より転載）

トである（前ページ図）。一段目が「自然免疫」、二段目が「獲得免疫」という二つの防御機構だ。一段目の「自然免疫」は、お城でいえば城門であり、入り口を守る番兵さんである。これに対して、二段目の「獲得免疫」はいわば本丸を守る屈強な兵士たちである。

（1）侮れない自然免疫系

病原体が体内（＝お城）に侵入しようとすると、多くの場合、一段目の防御機構の城門や塀のところで阻まれる。

最初に対応するのが、物理的・化学的バリアだ。からだの表面には皮膚表面の角質、気道や腸管の内側の粘液、口の中の唾液、目の表面を覆う涙などがあり、これらが「物理的バリア」として病原体の侵入を防ぐ。これらの部位では殺菌性の化学物質も作られていて、病原体をやっつけてくれる。これが「化学的バリア」である。

万が一、これらのバリアだけで病原体の勢いをくい止められないときには「細胞性バリア」が働く。病原体の侵入組織には種々の食細胞（マクロファージや樹状細胞など）が存在し、病原体を食べる。さらに、血液中の白血球（特に好中球や単球）が血管の外に移動し、病原体の周囲に寄ってきて、病原体の働きをくい止めようとする。これが白血球による防衛反応、すなわち「細胞性バリア①」である。その主体は、血中に存在する好中球やＮＫ細胞

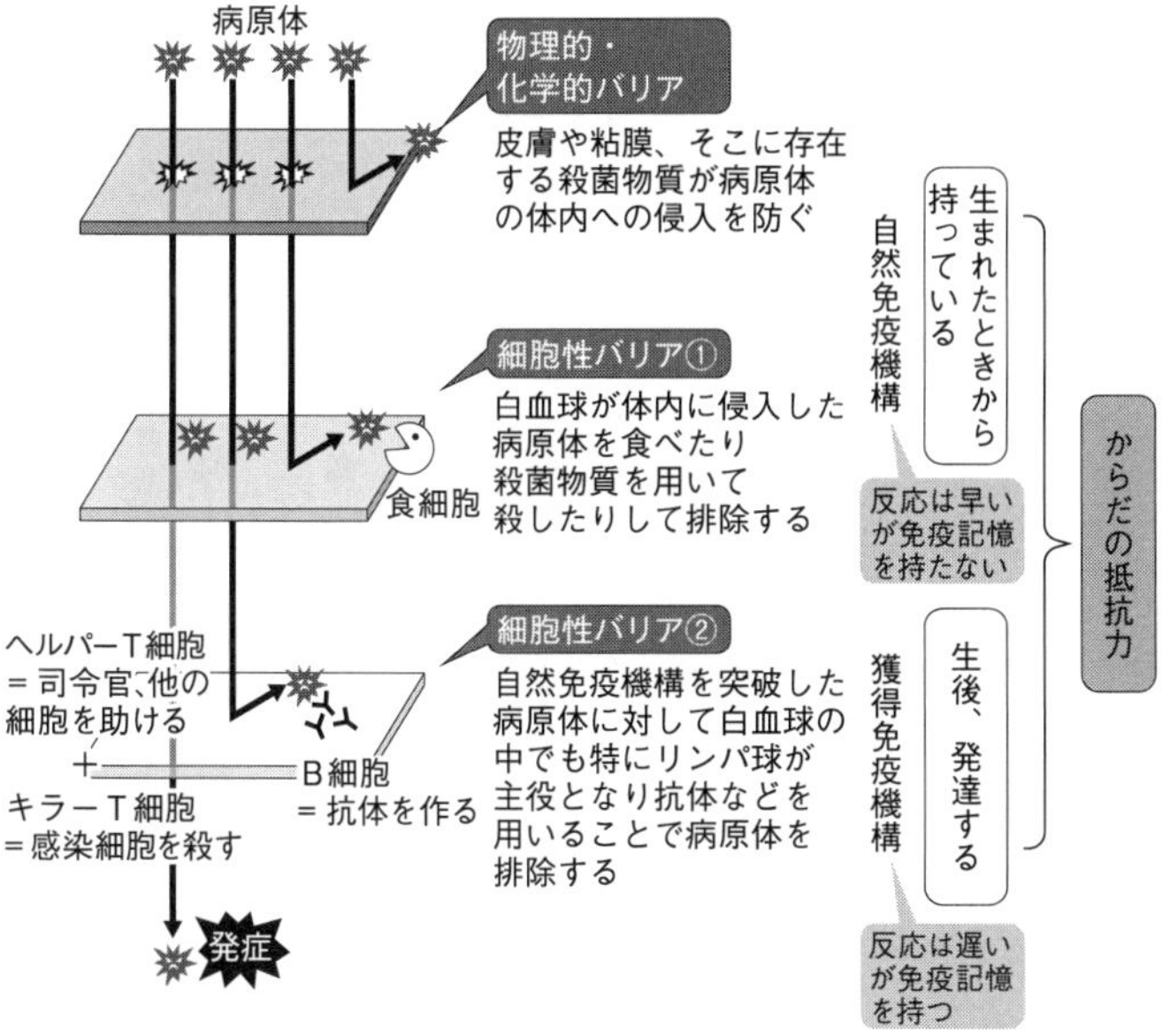
病原体
物理的・
化学的バリア
皮膚や粘膜、そこに存在する殺菌物質が病原体の体内への侵入を防ぐ
細胞性バリア①
白血球が体内に侵入した病原体を食べたり殺菌物質を用いて殺したりして排除する
食細胞
細胞性バリア②
自然免疫機構を突破した病原体に対して白血球の中でも特にリンパ球が主役となり抗体などを用いることで病原体を排除する
ヘルパーT細胞
＝司令官、他の細胞を助ける
＋
キラーT細胞
＝感染細胞を殺す
B細胞
＝抗体を作る
発症
生まれたときから持っている
自然免疫機構
反応は早いが免疫記憶を持たない
生後、発達する
獲得免疫機構
反応は遅いが免疫記憶を持つ
からだの抵抗力

からだの抵抗力と自然免疫と獲得免疫の関係

（『新型コロナ　7つの謎』〈講談社ブルーバックス〉より改変）

である。好中球は細菌が入ってくると、細菌の周囲に寄ってきて細胞内に細菌を取り込み、殺す。NK細胞はウイルスが感染している細胞を見つけ出して、細胞ごと殺す。

以上のような物理的バリア、化学的バリア、細胞性バリア①の全体をあわせて、「自然免疫機構」という。病原体の侵入によって誘導されるのではなく、健康な人にはもともと備わっている仕組みだ。病原体がからだに入ってくると、最初に働くのがこの自然免疫機構で、敵の侵入に対して早く働く（分から時間単位）。ただし、早く反応するのは良いが、一度入ってきた病原体をよくは覚えておらず、同じ病原体がふたたび入ってきても、前と同じような反応をする（あまり学習能力がない！）。つまり、免疫の仕組みとしては、すぐに働いてくれる優れものなのだが、学習効果がなくて、これまでは自然免疫はやや原始的な仕組みと思われてきた。でも、実は自然免疫には獲得免疫が働きすぎないようにコントロールする役割もある。原始的どころか、なかなか賢い仕組みなのだ。

そして、後で触れるが、この仕組みは訓練すると強くなることから、「訓練免疫」という新しい言葉が最近使われるようになった。自然免疫が訓練されて強くなった状態のことを指す。

（2）学習効果でパワーアップする獲得免疫系

自然免疫に加えて、われわれのからだには「獲得免疫」という仕組みがある。生後に感染経験とともに獲得する免疫の仕組みだ。病原体の侵入に適応して作られるので「適応免疫」ともいう。白血球の一種であるリンパ球が主役である（前ページ図の細胞性バリア②）。自然免疫よりずっと複雑で、能力が高い。自然免疫という防衛線を突破して体内に侵入してきた病原体に対して対抗する役割を持ち、同じ病原体が繰り返し侵入してくると、そのたびに働きが強くなる。自然免疫とは違い、獲得免疫には強力な学習効果がある。

これは、一部のリンパ球が「記憶」を持つようになるからだ。病原体が自然免疫のバリアを越えて獲得免疫の「城内」に入ってくると、リンパ球が活性化（＝刺激）され、B細胞の場合、病原体に対応する抗体を作る。その後、再び同じ病原体が侵入してきたときには、その病原体に会ったことを記憶しているB細胞ができていて、この細胞がより多くの抗体を作って病原体を追い出そうとする。このような細胞をメモリーB細胞あるいは記憶B細胞という。一度会った敵に再び出会うと、前より強い攻撃能力を示す。一方、その他の病原体に対する攻撃能力は変わっていない。これはリンパ球が持つ特殊な能力である。

リンパ球には主にT細胞とB細胞の2種類がある。T細胞はさらにヘルパーT細胞とキラーT細胞に分かれる。ヘルパーT細胞はいわば獲得免疫機構の司令官に相当し、いちばん大事な細胞である。ウイルスなどの病原体の侵入を感知すると、B細胞が抗体を作るのを助ける。さらにヘルパーT細胞はキラーT細胞の助っ人としても働いて、キラーT細胞を活性化させる。その後一部のT細胞がメモリー細胞として残るようになる（メモリーT細胞あるいは記憶T細胞）。

B細胞が作る抗体が血液や体液中に存在するウイルスに結合して殺す一方、キラーT細胞はウイルスに感染した細胞を殺す（ウイルスは細胞の中で増えるので、ウイルスを完全に排除するには感染細胞自体を殺す必要がある)。つまり、獲得免疫機構の中も二段構え(＝抗体とT細胞)になっており、ウイルスそのものを撃退するものと、ウイルスに感染した細胞を撃退するものに分かれている。

(3)自然免疫と獲得免疫とでは相手を認識する仕方が異なる

興味深いことに、自然免疫と獲得免疫では、相手を認識する方法も異なる(次ページ図)。

(i)自然免疫の異物認識の仕方

自然免疫にかかわる細胞は異物を認識する「アンテナ」を持つ。「異物センサー」と総称される一群のタンパク質だ。これは、異物をおおまかに認識するアンテナで、「こいつは良い奴だ」だとか「悪い奴だ」とか、相手をおおまかにパターン分けして認識する(＝パターン認識)。

おおまかと書いたが、この「異物センサー」はなかなか能力が高く、病原体だけでなく、自分のからだの壊れた成分まで認識できる。たとえば、自分の細胞が壊れたときに放出される物質を認識して、自然免疫系細胞から種々の炎症性サイトカインを放出させる。つまり、「異物センサー」は、病原体だけでなく、ウイルス感染などによって細胞が壊れたと

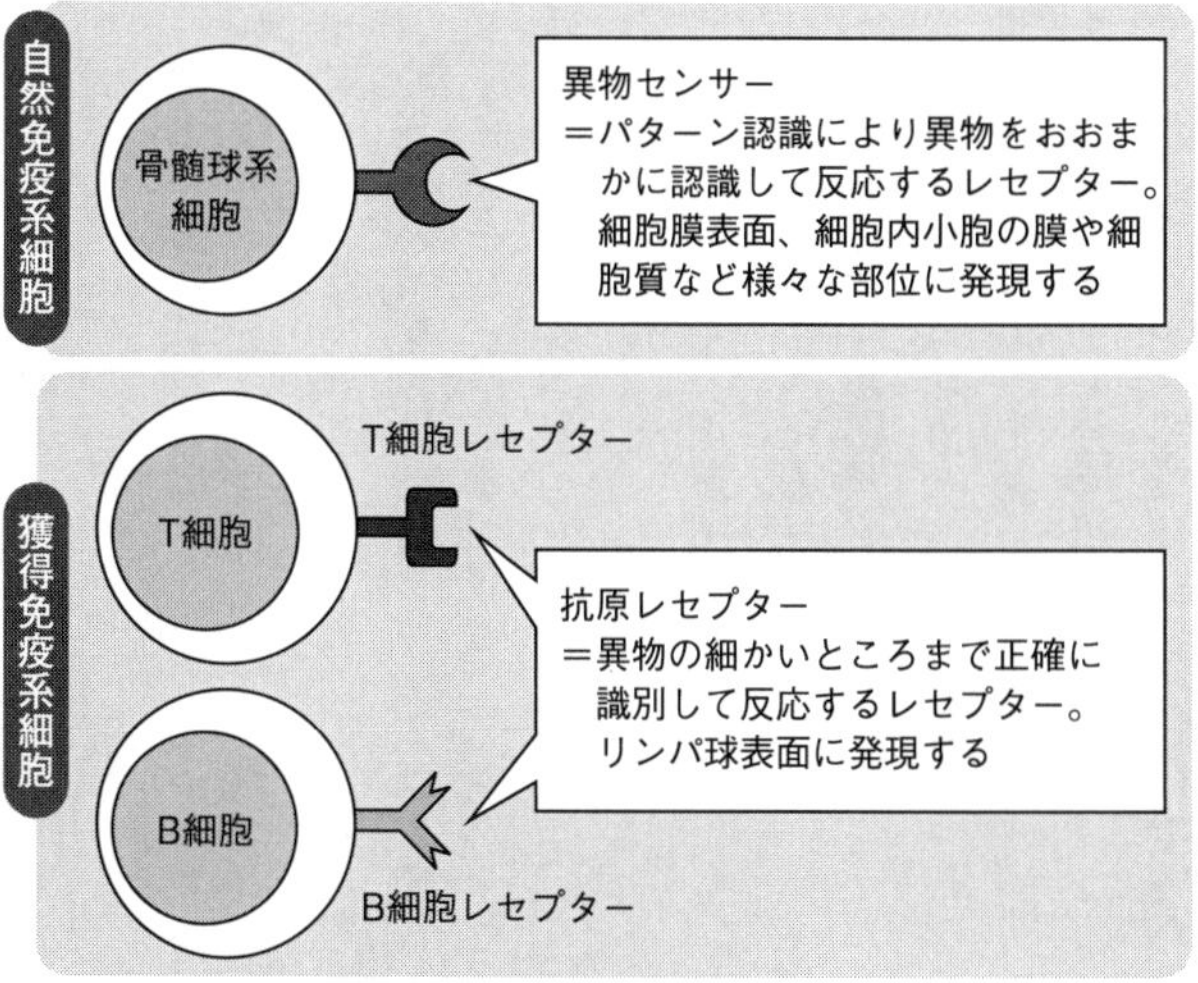
自然免疫系細胞
骨髄球系細胞
異物センサー
＝パターン認識により異物をおおまかに認識して反応するレセプター。細胞膜表面、細胞内小胞の膜や細胞質など様々な部位に発現する
獲得免疫系細胞
T細胞レセプター
T細胞
抗原レセプター
＝異物の細かいところまで正確に識別して反応するレセプター。リンパ球表面に発現する
B細胞
B細胞レセプター

自然免疫と獲得免疫による異物認識の仕方
(『新型コロナ　7つの謎』〈講談社ブルーバックス〉より転載)

きに放出される物質なども危険信号として感知して、周囲に炎症性サイトカインという警報を発して、からだが敵に反応しやすいように準備状態にする(章末註1)。

以上の方法に加えて、NK細胞という自然免疫に関わる細胞は、別の方法でウイルス感染細胞を見つけ出す。NK細胞は、きわめて強力な武器を2つ持っている。一つは、ウイルスが感染した標的とする細胞の細胞膜に孔を開ける「パーフォリン」というタンパク質、もうひとつは、標的細胞に侵入して細胞死を誘導する「グランザイム」というタンパク質だ。いうなれば、ウイルス感染細胞に孔を開ける〝ドリル"と内部を破壊する"爆薬"のような2種類の細胞傷害分子を使って、感染細胞をあぶり出す。

NK細胞の表面には、活性化型レセプターと抑制型レセプターという2種類のアンテナが備わっている（前に述べた異物センサーとは別の分子群）。車でいうと、前者はNK細胞の機能に対してアクセル、後者はブレーキの役目を果たす。

ウイルスに感染すると、ウイルスが感染した細胞の表面にはNK細胞の活性化型レセプターに結合する構造ができる。したがって、NK細胞がウイルス感染細胞と出会うと、活性化型レセプターからシグナルが入って（＝アクセルが踏まれて）ウイルス感染細胞を攻撃して殺すようになる。

これに対して、正常細胞には活性化型レセプターに結合する構造がなく、逆に抑制型レセプターと結合する構造があるので、NK細胞が正常細胞と出会うと、抑制型レセプターからのシグナルが優勢となってブレーキがかかり、正常細胞を攻撃することはない。つまり、NK細胞はアクセル役とブレーキ役の2種類のレセプターを使って相手の「顔」（具体的には細胞膜の上にある特定の構造）を認識し、そこから得られる情報によって、相手を殺したり、何もせずに見過ごしたりする。このように、NK細胞は「自然免疫防衛軍」の一員であり、ウイルス感染細胞の排除に重要な役割を果たす。

以上説明したように、自然免疫は、さまざまなレセプターを駆使することによって、きめ細かい異物認識能力を発揮する。これがからだに備わっている二段の防御体制の一つめだ。

自然免疫の仕組みの発見に対しては、2011年、ノーベル生理学・医学賞がジュール・ホフマン、ブルース・ボイトラー、ラルフ・スタインマンの3名に授与されている。ホフマンはショウジョウバエで、ボイトラーはマウスで、それぞれ自然免疫が個体の維持に必須であることを見つけ、スタインマンは樹状細胞という自然免疫細胞の一つを発見した。一方、異物センサーの発見で大きな業績を残した大阪大学の審良《あきら》静男は残念ながら受賞を逃した（ノーベル賞は毎年、各賞、最大3名しかもらえない）。

(ii) 獲得免疫系細胞の異物認識の仕方

自然免疫系の細胞のセンサーはかなり能力が高いが、獲得免疫系を構成する細胞は、さらに超高性能のアンテナ（＝抗原レセプター）を用いて敵（＝異物）を認識する。アンテナの性能が著しく高く鋭敏で、同じウイルスでも、新型コロナウイルスかインフルエンザウイルスかを識別するだけでなく、コロナウイルスの細かい種類まで識別できる。このために、獲得免疫は自然免疫よりもずっと高等なことをする。これが二段目の防御体制だ。

T細胞とB細胞が細胞表面に持つ「抗原レセプター」は、それぞれT細胞レセプター、B細胞レセプターとよばれる。一人の人が持つ抗原レセプターは非常に多様で、何十万種類もある。だから、われわれは何十万種類もの抗原を認識することができる。ただし、一つのリンパ球に発現する抗原レセプターは1種類のみだ。そして、一つの細胞上に少なくとも数万本の同一のアンテナが立っている。つまり、一つのリンパ球は1種類の抗原しか認識できないが、非常に感度が良い。

免疫系全体としては何十万種類ものリンパ球が存在するので、われわれのからだは何十万種類もの抗原に対して鋭敏に反応できる。多様なリンパ球が存在するから、多様な抗原に反応できる。免疫の世界でもまさにダイバーシティ（多様性）が大事だ。

リンパ球は、もともとは骨髄で祖先細胞が作られ、それが成熟過程を経て、T細胞とB細胞に分化する。さらにT細胞はヘルパーT細胞とキラーT細胞に分化していく。私たちの免疫系は、多様な役者を同一の祖先細胞から作り出しているわけで、その精妙な仕組みには驚かされる。

ただし、骨髄の働きは加齢によって次第に低下するので、加齢とともにT細胞もB細胞もその働きが低下していく。これが、高齢者が新型コロナウイルス感染症で重症化しやすい理由だ。

(iii) 獲得免疫は「抗体」を使って自己と非自己を区別する

先に述べたように、われわれのリンパ球は「抗原レセプター」を用いて自己と非自己の見分けをする。ここからは少し話が複雑なのだが、免疫の原理を知るために重要な知識なので、少しお付き合い願いたい。

B細胞の上にある超高性能アンテナ「抗原レセプター」は「抗体」と同じ形をしている。実は「抗原レセプター」も「抗体」の仲間である。

「抗体」とは、しばしば病原体のような非自己の上に存在する特殊な「目印」を認識するタンパク質である。生化学的には免疫グロブリンともよばれる。

通常、「抗体」は、血液を含む体液中に可溶性のタンパク質として存在する。一方、「抗体」と同じ形をして細胞表面に存在するのが「抗原レセプター」である。

「抗体」が結合する相手（＝異物として認識する相手）は、免疫学では「抗原」とよばれる。つまり、「抗原」と「抗体」はお互いに結合し合う関係にある。私たちの獲得免疫系は、「抗体」あるいは「抗原レセプター」を用いて、「抗原」（「自己」あるいは「非自己」の目印）を区別する。

ウイルスの表面や内部には多数の「抗原」（＝その多くはタンパク質）が存在する。ウイル

B細胞上の抗原レセプターと体液中の抗体はほぼ同じ形をしている（ともに抗原に結合する）

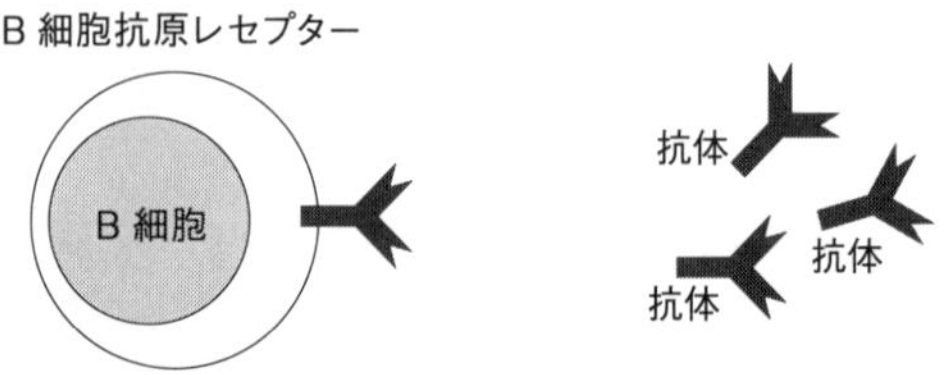

B細胞表面に存在する抗体様の構造を抗原レセプターという（＝B細胞が抗原を認識するために用いるアンテナ）

B細胞から細胞外（＝体液中）に放出されたものを抗体という（＝体内に侵入する抗原に結合する）

抗原レセプターと抗体の関係

スの抗原は1種類ではない。たとえば、新型コロナウイルス粒子上にはスパイクタンパク質をはじめとする多くのタンパク質があり、スパイクタンパク質だけでも約1300個のアミノ酸から構成されている。

私たちの獲得免疫系は、そのアミノ酸の並び方（5〜8個の配列）によって、自分由来のものか否かを判定する。つまり、新型コロナウイルスのスパイクタンパク質だけでも何百もの免疫の目印（＝抗原）があるわけだ。

先に述べたごとく、抗体には、血中に溶けて存在するものと、細胞表面に「抗原レセプター」として存在するものがある。B細胞表面の「抗原レセプター」に「抗原」が強く結合すると、B細胞が刺激を受けて増殖を始める。すると、B細胞はプラズマ細胞という抗体を作り出す細胞（抗体産

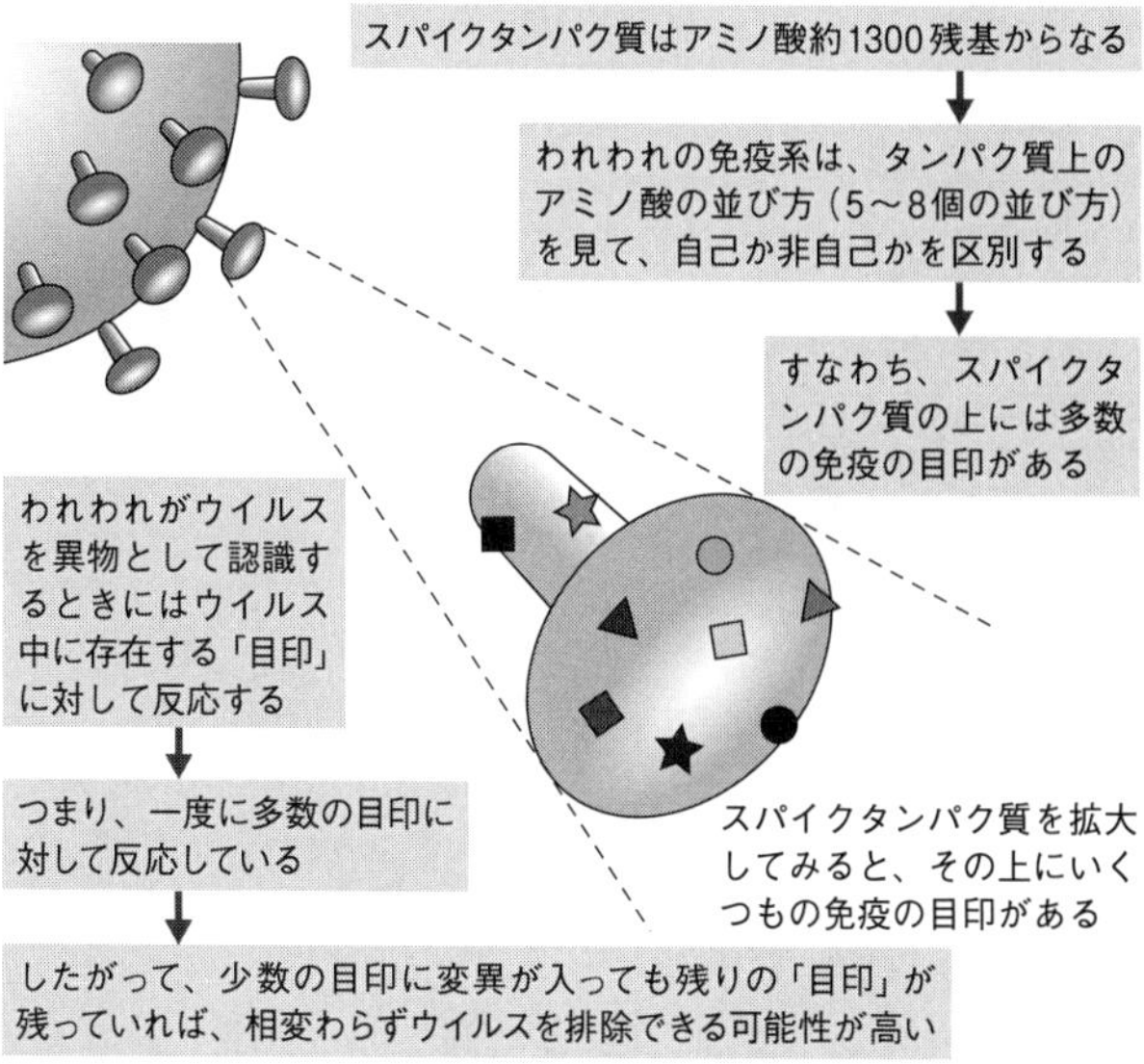
スパイクタンパク質はアミノ酸約1300残基からなる
われわれの免疫系は、タンパク質上のアミノ酸の並び方（5〜8個の並び方）を見て、自己か非自己かを区別する
すなわち、スパイクタンパク質の上には多数の免疫の目印がある
われわれがウイルスを異物として認識するときにはウイルス中に存在する「目印」に対して反応する
つまり、一度に多数の目印に対して反応している
したがって、少数の目印に変異が入っても残りの「目印」が残っていれば、相変わらずウイルスを排除できる可能性が高い
スパイクタンパク質を拡大してみると、その上にいくつもの免疫の目印がある

新型コロナウイルスのスパイクタンパク質には、何百もの獲得免疫の目印がある（『新型コロナワクチンの本当の「真実」』収録の図版をもとに改変）

生細胞という）に変化して、細胞内で「抗原レセプター」と同じ形をした「抗体」を作り始め、やがてそれを細胞外に放出する。これが血液中で免疫グロブリンとして検出される「抗体」である。

このことを、新型コロナワクチン接種例を挙げて説明すると、次のようになる。ワクチンを接種すると、新型コロナウイルスのスパイクタンパク質が体内で作られ、これが「抗原」として働き、リンパ球上の「抗原レセプター」に結合して、スパイクタンパク質反応性のリンパ球を活性化する。すると、T細胞とB細胞が協力し合い、B細胞がスパイクタンパク質に対する「抗体」（＝抗スパイクタンパク質抗体）を作り出す。

ウイルスが体内に侵入しようとすると、この「抗体」がウイルス粒子に結合して、その感染性を中和（＝阻害）する。これがワクチン接種によって得られる中和抗体である。

（4）リンパ球と二度なしの原理（免疫記憶）

通常、抗原（たとえばウイルス）が初めて入ってきてから十分な抗体量ができるまでには数日かかる。特定の抗原だけに反応できるリンパ球の数が初めは少なく、それがウイルスを追い出すのに十分な数になるまでに数日かかるからである（だからウイルスに感染すると、治るまでに数日かかる）。

しかし、二度目に同じウイルスが入ってきたときには、前に反応したリンパ球が一部残っているので、これが急激に増えるようになる。しかも増えたリンパ球は前に自分が反応した相手を覚えている。したがって、からだが準備状態となっているので、あっという間に免疫反応が起こり、抗体ができ、さらにキラーT細胞が増えて、ウイルスやウイルス感染細胞の働きを抑え、やがてこれらを排除する。したがって、二度目の感染の際には、病気が起きる前にウイルスが排除されるか、あるいは病気が起きても軽く済むということになる。これが「免疫記憶」とよばれる現象だ。

このように獲得免疫にはT細胞、B細胞が必須の役割をするが、いまだにT細胞、B細胞の発見にはノーベル賞が出ていない。T細胞の発見にはオーストラリアのジャック・ミラー、B細胞の発見にはアメリカのマックス・クーパーが重要な役割を果たしていて、ともに2018年に日本国際賞、2019年にアルバート・ラスカー基礎医学研究賞を受賞している。両名ともにノーベル賞受賞はすぐそこかもしれない。

(5) 自然免疫を強くする訓練免疫

以上述べてきたように、「からだの免疫力」は、自然免疫と獲得免疫の総合力で決まる。それゆえ、変異ウイルスが誕生したからといって、突然、ワクチンがまったく効かなくなるようなことはない。ワクチンは、変異ウイルスであっても自然免疫と獲得免疫(特に抗体とキラーT細胞)の両方を利用しながら、一定程度は抑え込むことができる。

これまで、自然免疫は、異物に出会ったことを記憶することができないため、訓練しても強くならないと思われてきた。しかし、最近は、自然免疫系は異物に繰り返しさらされると、反応性が強くなることがわかってきた。この強くなった反応のことを「訓練免疫」(trained immunity)という。

一つの例をあげよう。海外旅行では、現地の水道水を飲むと下痢になるので、観光客は極力ミネラルウォーターを飲むようにアドバイスされることがある。しかし現地の滞在生活が長くなると、からだが慣れてきて、水道水を飲んでも、簡単には下痢にならなくなる。これは「訓練免疫」のおかげで、自然免疫が一種の訓練によって強化されている例だ。このように強化された自然免疫は、病原体の種類を問わずその働きを示す。

(6) 自然免疫と獲得免疫をつなぐ種々のサイトカイン

私たちの「二段構えの生体防御」は、必ず、初めに自然免疫が働き、次に獲得免疫が始まる。原則として逆の順番はない。自然免疫がうまく働くと、獲得免疫が働きやすい条件が整い、二段目の獲得免疫がよく働くようになる。それゆえ自然免疫の働きを活性化することは、ワクチンの有効性を高めるうえでも重要である。

自然免疫と獲得免疫の間をつなぐのが、細胞から放出されて、免疫応答を調節する種々のサイトカインだ。繰り返し説明してきたとおり、サイトカインは、細胞どうしがお互いにシグナルをやりとりするときに使う一群のタンパク質である。細胞から放出されて、相手の細胞膜の上にあるサイトカインレセプター(=受容体タンパク質)に結合して、たとえば、さあ動きなさいとか、分裂しなさいとか、何かを分泌しなさいとか、相手の細胞にシグナルを伝える。

サイトカインは、正常時には微量しか作られていない。ところが、異物の侵入があると、自然免疫の異物センサーがそれを感知して、その結果、I型インターフェロンや、IL－1、TNFα、IL－6などの種々の炎症性サイトカインが細胞内で作られるようになり、細胞外に放出され、「警報」として周囲の細胞に働き、異物侵入に対する準備をさせる。いわば、異物排除反応の引き金を引く役目をする。

I型インターフェロンや炎症性サイトカインを作る細胞は種々あるが、特にたくさん作るのは、自然免疫系の細胞、なかでも食細胞である。繰り返し説明しているとおり、自然免疫がうまく働くと獲得免疫が働きやすくなるが、その理由は、自然免疫で作られたサイトカインが獲得免疫の「潤滑油」として働き、獲得免疫が動きやすくなるからである。

サイトカイン自体は、近代免疫学の中ではきわめて大きな発見なのだが、その後、サイトカインには数十種類もあることがわかり、治療に有効に応用されているサイトカインだけでも少なくとも数種類がある。それぞれは当然ノーベル賞の対象となりうるような大きな業績なのだが（たとえば大阪大学の岸本忠三が開発した抗IL－6受容体阻害薬トシリズマブ〈商品名アクテムラ〉は関節リウマチに対してもっとも効果が高い抗体医薬品である）、ノーベル賞は毎年、各賞3名までなので、なかなかノーベル賞が出にくい状態となっている。

②免疫反応における個人差

からだの免疫力にはかなりの個人差がある。免疫力が比較的高いはずの若年世代の人だけを見ても、風邪をひきやすい人もいれば、風邪などほとんどひかないとか、あるいはまったくひいたことがないという人もいる。これには、遺伝による部分と、生活習慣や環境によっても影響を受ける部分の両方がある。この点は、自然免疫でも獲得免疫でも同様であり、どちらも遺伝的因子と後天的な因子の両方によって大きく影響を受ける。

ただし、今の医学の力では、総合的な免疫力だけではなく、自然免疫と獲得免疫もその力を個別に定量化することができていない。このために、特定の個人において免疫力が一定の期間にどのように変化しているのか、また個人間での免疫力の差を客観的に（正確に）比較することができない。さらに、免疫力のうち、どのくらいが遺伝で規定され、どのくらいが後天的なもので影響されているのかについてもはっきりと示すことができない。

読者の中には、「免疫力」という言葉を使いながらそれを定量化できないのはおかしいのではと思う人が多いと思われるが、まさにそのとおりなのである。

一方で世の中では「免疫力を上げる」と標榜する食品やサプリメントが多々存在するが、それではそれらを摂取して本当にどのくらい免疫力が上がったのか、きちんと示せたものは実はほとんどない。

たとえばインターフェロンの産生やインターフェロンに対する反応性が上昇したぐらいのことまではわかるのだが、それが自然免疫の力をどのくらいアップさせたのか、明確にできたものはほとんどない。つまり、個々の部品の機能、性能まではある程度測ることができるのだが、多くの部品からなる多機能精密機械のような生体系全体の機能を測るのは今の医学では十分にできていない。したがって、「免疫力を強くする機能性食品」は専門家から見ると眉唾ものと言わざるを得ない。

ただし、獲得免疫では個人差を遺伝的に規定するＨＬＡという分子群がある。この分子群には個人差があり、そのラインナップによって「免疫力」に差が出ることがわかってきた（章末註２）。

③免疫が働くとかえって悪いことがあるのか

ウイルス感染予防に効果的なワクチンでは、通常、接種後に中和抗体ができ、これがウイルスに対する初期防御に重要な役割を果たす。しかし、ワクチン開発の歴史を振り返ってみると、まれではあるが、ワクチン接種のためにかえって感染を促進するような悪い抗体（悪玉抗体）ができて、困った結果となったこともある。抗体依存性感染増強（ＡＤＥ：

antibody-dependent enhancement of infection）という現象だ。実際に、ネコ向けに作られたコロナウイルスワクチンや新型コロナウイルスの近縁であるSARS-CoV（ＳＡＲＳの原因ウイルス）のワクチン開発中に、接種によってＡＤＥが観察されたという報告が以前にあった。ワクチン接種で良い抗体（＝中和抗体）を作るはずが、かえって悪いことをする「悪玉抗体」ができてしまったのだ。

では、すでに接種が広く行われている新型コロナウイルスワクチンではどうなのだろうか。この点、少し心配だったのは、２０２１年、大阪大学教授の荒瀬尚のグループが、新型コロナウイルス重症者の多くに感染を促進する抗体が存在したと報告したことである。彼らの研究によると、この悪玉抗体は新型コロナウイルスのスパイクタンパク質のＮ末端領域という特定の部位に結合して、スパイクタンパク質の立体構造を変化させることによってヒトの細胞に結合しやすくさせ、結果的にウイルスが細胞に侵入しやすくなる（＝ウイルスの感染性が高まる）とのことだった。

しかし、同時にわかってきたのは、悪玉抗体ができる場合にはつねに中和抗体（＝善玉抗体）もいっしょにできていて、両者が合わさると抗体の感染促進作用は打ち消されていたことだった。実際は、ワクチン接種後にはほとんどの人で中和抗体ができるので、万が一、悪玉抗体がいっしょにできたとしても、結局は中和抗体が勝つことになる。

事実、新型コロナワクチン接種が始まってから約3年が経つが、これまでのところ、ADEが起きたことを示す臨床報告はない。このことから、現在使われている新型コロナワクチンではADEはまず起きないと思われる。

④抗体とT細胞は協同してウイルスの排除に働く

獲得免疫が働き出すときには、抗原提示細胞から刺激を受けてウイルス特異的ヘルパーT細胞が最初に動き出す（＝活性化する）。すると、このヘルパーT細胞はB細胞に働いてウイルス特異的B細胞が抗体を作るように手助けする（＝ヘルプする）。そして、できた抗体が体内に侵入してきたウイルスに結合して、その感染性を中和し、さらに抗体が結合したウイルスは食細胞によって食べられ、やがて排除される。

同時に、ヘルパーT細胞はウイルス特異的なキラーT細胞を刺激して成熟させ、その数を増やす。屈強なキラーT細胞の兵隊たちは、体内で増殖したウイルス感染細胞を次々に見つけ出して傷つけ、感染細胞を排除する。このとき、たとえ細胞内のウイルスが細胞外に放出されても、同時に血液中に存在する抗体が結合して、その感染性を中和し、食細胞がウイルスを食べてしまう。つまり、獲得免疫では、ヘルパーT細胞、B細胞とキラーT細胞がお互いに協同して働き、さらに獲得免疫は自然免疫の主役である食細胞と協同して、ウイルスを排除する。

では、もし抗体ができなかった場合にはどうなるのだろうか。先天的にB細胞ができない人では、抗体を作る細胞が存在しないために抗体が作られず、先天性無ガンマグロブリン血症（ガンマグロブリンは免疫グロブリン、すなわち抗体の生化学的名称、つまり抗体欠損症）という病気になる。このようなときに新型コロナ感染が起きたらどうなるのだろうか。

答えは簡単で、先天的に抗体ができない人に新型コロナウイルスが感染すると、ウイルスに対する中和抗体ができないので不利だが、うまくNK細胞やT細胞による細胞性免疫が働き出すと感染細胞が排除されるようになり、時間は通常よりかかるが患者は感染から治癒する。つまり、細胞性免疫だけでもしっかりと働けば、ウイルスをなんとか排除できるのである。

このような症例を見ると、ウイルス感染には抗体のみならずT細胞やNK細胞もきわめて重要な役割を果たすことがよくわかる。ウイルスを早期に排除するには抗体もT細胞もNK細胞も必要であり、さらにこれらが協調して働くことが大事である。

⑤ウイルスの策略

以上説明したように、私たちには、病原ウイルスを無力化する、きわめて精緻で強力な

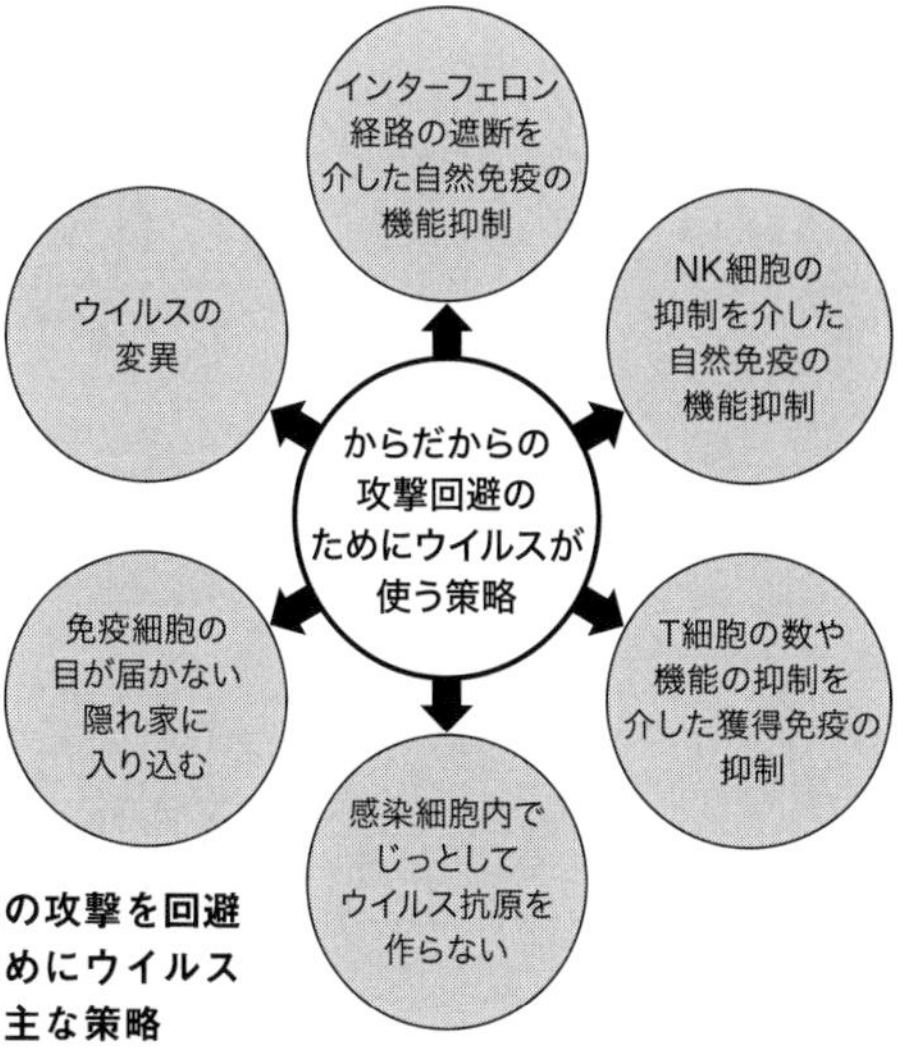
からだからの攻撃回避のためにウイルスが使う策略
インターフェロン経路の遮断を介した自然免疫の機能抑制
NK細胞の抑制を介した自然免疫の機能抑制
T細胞の数や機能の抑制を介した獲得免疫の抑制
感染細胞内でじっとしてウイルス抗原を作らない
免疫細胞の目が届かない隠れ家に入り込む
ウイルスの変異

免疫系の攻撃を回避するためにウイルスが使う主な策略

免疫機構がある。おそらく私たちの祖先となる原始的な生物は、病原ウイルスや細菌との闘いをはてしなく繰り返すうちに、自然免疫や獲得免疫などの精緻かつ洗練された防御法を進化によって獲得したのであろう。

敵もさる者で、こうした免疫系の進化に対応して、これを出し抜く巧妙な〝策略〟を獲得していった（図）。

第4章、第5章で述べたように、ウイルスはいくつもの方法を使ってからだの免疫による攻撃をまぬがれている。ヒトに比べてわずかな遺伝情報しか持たないウイルスに、高度な知性があるかのように錯覚するほど、用意周到で巧みな仕組みである。

私たちのからだの中では、ウイルスと免疫機構の闘いが、現在進行形で続いている。私たちの祖先となる生物とそれに感染するパラサイトは、〝瞞し合い〟のような相互作用を通じて、免疫力と感染力を高めてきた。いわゆる「共進化」とよばれる現象だ。

邪悪な精神が宿っているかのようなウイルスの感染機構とそれをエレガントな方法で迎え撃つ私たちの免疫系。まさに生物進化が生み出した至高の芸術作品ともいえるだろう。

章末註1：自然免疫系の「異物センサー」が認識するのは、大きく分けて2つのパターンである。一つは、病原体由来の分子パターンPAMP（pathogen-associated molecular pattern：病原体関連分子パターン）であり、もうひとつは、自分の細胞が壊れたときに放出される分子パターンDAMP（damage-associated molecular pattern：傷害関連分子パターン）である。

章末註2：HLAには大きく分けてクラスⅠ分子とクラスⅡ分子の2種類のものがある。クラスⅠ分子は身体中のすべての細胞に、一方、クラスⅡ分子は一部の免疫細胞（樹状細胞が主体）に発現している。HLA分子のもっとも大きな機能は2つある。一つは、自分か他人かを区別する「名札」として働くことである。たとえば、臓器移植の際には、基本的には臓器を供与する人（ドナー）と臓器をもらう人（レシピエント）の間でHLA（＝名札）の型が合っていないと、ドナーの細胞は異物と見なされ、レシピエントの免疫系によって拒絶・破壊されてしまう。

ヒトの赤血球型がA、B、AB、Oとわずか4つしか存在しないのに対して、HLA分子には非常に多種類のものが存在する。たとえば、HLAのクラスI分子は少なくとも3種類の遺伝子（HLA－A、－B、－C）によって決定される。われわれの遺伝子は父親と母親から一つずつ受け継ぐので、各個人は、3種類×2で、少なくとも合計6個のクラスI遺伝子を持つことになる。さらに、これらの6種類の遺伝子には多くの個人差があり（＝個人ごとに塩基配列が異なり）、これらの3種（6個）の遺伝子の組み合わせによってクラスI型が決まるので、HLAクラスI分子が作る名札には非常に大きな多様性が生まれる（＝非常に多種類存在することになる）。さらに、クラスⅡ型も数個の遺伝子（HLA－DR、－DQ、－DPなど）から決定されるので、クラスI、クラスⅡの両方を合わせると、HLAが作る「名札」には膨大な種類（1万種類以上）が存在する。

HLAのもうひとつの機能は、抗原の一部を自分に結合させて、それを細胞膜の上に提示することである。たとえば、細胞がウイルスに感染したとする。すると、ウイルス由来のタンパク質が細胞内で作られ、その一部は「ウイルス抗原」として無数の小さなペプチドに分解される。そして、細胞内でHLA分子に結合して、HLAとともに細胞表面に運ばれて、「感染しているという目印」として細胞上に提示される。すると、T細胞が自らのアンテナ（＝抗原レセプター）を使って、「感染の目印」を持つ細胞を見つけ出し、殺す。この「感染の目印」を提示する細胞は、ウイルス感染をした細胞であることもあるし、傷ついたり壊れたりした感染細胞を取り込んだ免疫細胞であることもある。特に「樹状細胞」という免疫細胞は、傷ついたり壊れたりした感染細胞を取り込んで、その後にウイルス抗原を自分の細胞表面に提示し、T細胞に対して「感染している」という事実を教え、T細胞を活性化する。

第7章　ヒトのゲノムに入り込んだウイルスたち

〝家畜化〟されたウイルス

ウイルスは、細胞の中で自分の遺伝情報であるゲノムを複製し、元と同じ粒子という形態を得て細胞外に出る。すると、ほかの細胞や別の個体に伝播して、また細胞の中で増殖する……という感染環を繰り返す。これまで見てきた持続感染・潜伏感染するウイルスたちも、この基本的な感染環を持つことに変わりはない。

私たちのゲノムの中には、こうした持続感染・潜伏感染したウイルスとはまったく別の、ウイルス由来の遺伝子配列がある。誤解を恐れずにいえば、私たちのゲノムの中には〝ウイルス〟が潜んでいるのである。ただし、この〝ウイルス〟は、もはや新しくウイルス粒子を産生することはできず、よって感染伝播することはない。いうなれば、ヒトゲノムに組み込まれた〝家畜化〟されたウイルスのなれの果てと言えなくもない。

おそらくはこうしたウイルスは、本書で取り上げた持続感染・潜伏感染したウイルスのゲノムがひょんなことから、ヒトの祖先となる原始的な生物のゲノムに取り込まれて、一体化したものと推測されている。

細胞はたった一つの精子と卵子の融合から誕生し、分裂・分化を繰り返し、人間を形作る。多くの場合、死にゆくまでは動的平衡を保ち、程度の違いはあれ、細胞としての活動

＝遺伝子発現を行っている。このような細胞内にウイルスが居続けることにより、当然のごとく、宿主のゲノムから何らかの影響を受けることになる。そのような過程の中で、何らかのきっかけで生殖細胞のゲノムにウイルスゲノム（あるいはその一部分）が紛れ込み、それが次世代に受け継がれることで、ウイルスがヒトの染色体の一部になったと考えられる。

ただし、前述したようにウイルス由来のゲノムとはいえ、もはや感染能力を失っており、われわれがよく知る「ウイルス」としては将来の展望が見えない、いわばデッドエンド状態にある。本章では、われわれのゲノムの中に存在するウイルス様要素を見ながら、どうしてそのようなものが存在するのか、その意味について考えてみよう。

ウイルスのようでウイルスではないトランスポゾン

一般に多細胞生物の個々の遺伝子は、染色体の中に存在したままその場にじっとしていて「動かない」と考えられていたが、１９６０年代、アメリカの遺伝学者バーバラ・マクリントック（1902−1992）が、トウモロコシの染色体の一部がほかの染色体部分へと動く（＝転移する）ことを示す一連の論文を発表した。彼女はこの業績により、その約20年後（１９８３年）にノーベル生理学・医学賞受賞の栄誉を受けた。彼女がトウモロコシという植物の研究をしながらノーベル生理学・医学賞が与えられた理由は、このような染色体の一部分（＝

遺伝子）がただ動くだけでなく、動いた先でほかの遺伝子を活性化したり抑制したりする調節機能を持つことがわかってきたからである。実際、後に述べるように、血友病、筋ジストロフィーや一部のがんなど、「動く遺伝子」が特定の遺伝子の機能に変調をもたらし、このために病気となる例がいくつも見つかってきた。マクリントックは、染色体の一部がほかの染色体に移動する現象のことをtransposition（転移）とよび、このことから「動く遺伝子」は後にトランスポゾン（転移因子）とよばれるようになった。

ヒトのゲノムにもこのようなトランスポゾンがあり、その多くはいわゆる「レトロトランスポゾン」とよばれる種類である。

このタイプのトランスポゾンは、一度DNAからRNAに転写され、逆転写酵素の働きでDNAが合成されて、さらにその単鎖DNAを鋳型として二本鎖DNAが合成され、宿主のゲノムの中に挿入される。

つまり、トランスポゾンとは「それ自身のコピーを宿主ゲノムのほかの領域に挿入する転移能を持ったDNA因子」である。そして、このプロセスが繰り返されることによってレトロトランスポゾンは自分のコピーを宿主のゲノム内にどんどん挿入していく。実際、哺乳類のゲノムには特にレトロトランスポゾンが多く、ヒトゲノムが解読された結果、レトロトランスポゾンがヒトゲノム全体のなんと半分程度を示すことがわかった。というこ

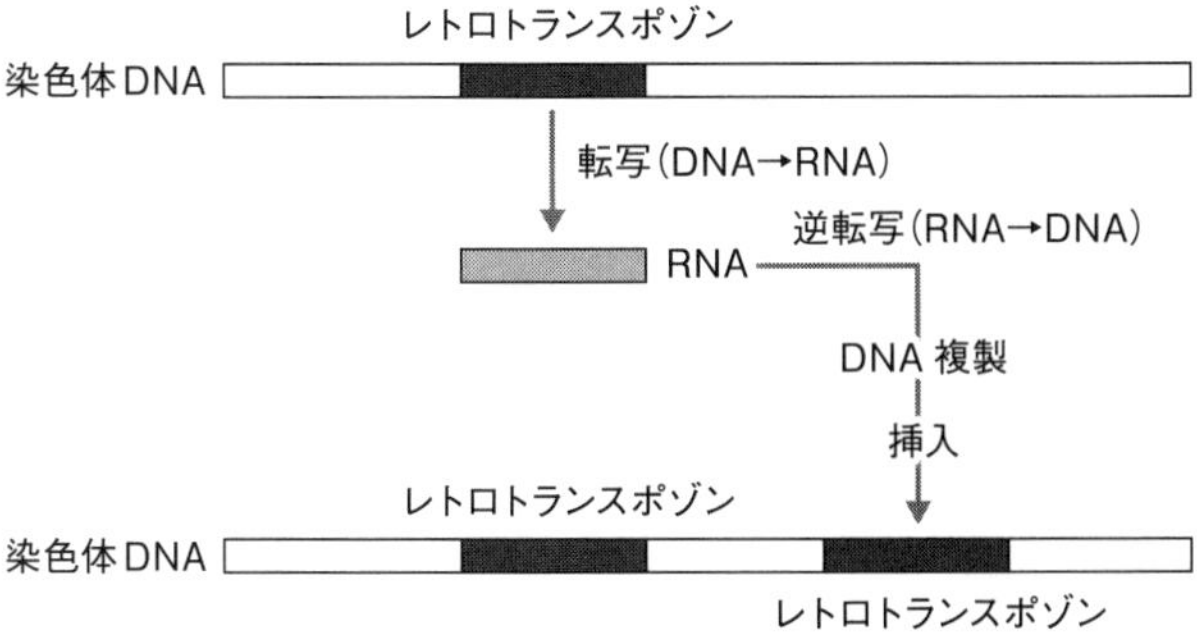

レトロトランスポゾンは自分のコピーを宿主ゲノム内に挿入する

とは、われわれのゲノムが大きくなってきたことにはレトロトランスポゾンが大きな役割を果たしていて、また、われわれのゲノムの活動(=遺伝子の活動)はこれらのレトロトランスポゾンによって大きな影響を受けている。その実例については後で述べる。

では、このようなレトロトランスポゾンはどこから来たのであろうか。実はそれがレトロウイルスに由来するらしいのである。

レトロトランスポゾンにはいろいろな種類があるが、その一つのLTR型トランスポゾンは、構造を見ると、まるでレトロウイルスと瓜二つである(次ページの図)。違いはレトロトランスポゾンにはenvという遺伝子が足りないだけである。このenvという遺伝子は、ウイルス粒子の外側の膜であるエンベロープ(envelope)上のエンベロープタンパク質をコードしていて、このタンパク質はレトロウイルスが宿主細胞の外に出て新

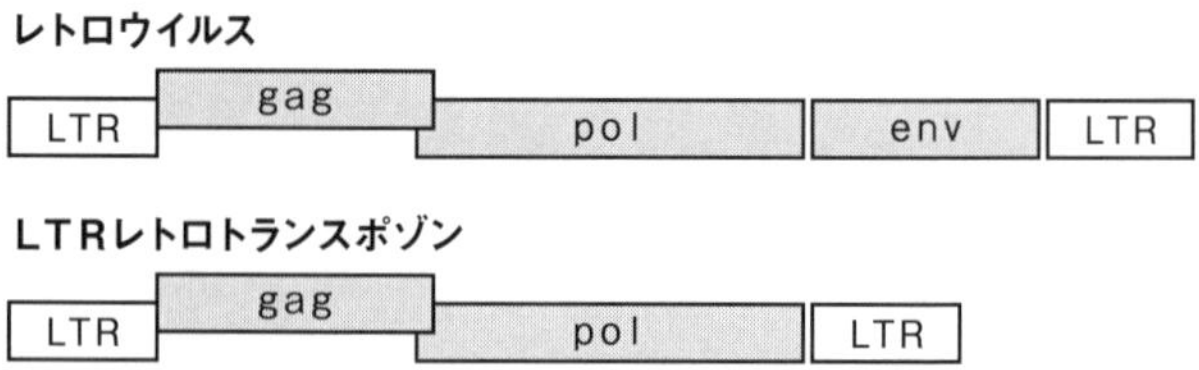

レトロウイルスとLTR型レトロトランスポゾンの模式図
『ウイルスは生きている』（中屋敷均著　講談社現代新書）P73より転載

たな細胞に感染するために必須の分子である。つまりｅｎｖが欠けているＬＴＲ型レトロトランスポゾンは、細胞外に出て次の細胞に感染することはできないが、それ以外の構造はレトロウイルスと変わらないので、「細胞外に出ないレトロウイルス」とも言える。

おそらく、われわれの祖先はレトロウイルス感染にしばしばさらされ、そのためにレトロウイルスがわれわれの生殖細胞のゲノムの中に何度も飛び込み、それが子孫に受け継がれ、長い間にゲノム内に蓄積し、そのうちの一部のものでｅｎｖを失ったと考えられる。

ちなみに、レトロウイルスが体細胞に感染しても、感染者の子孫にはレトロウイルスの遺伝情報は伝わらない。しかし、生殖細胞に感染すると、レトロウイルスがわれわれのゲノムの中に飛び込んできて、それが子孫に伝わることになる。

レトロトランスポゾンには当然ウイルス遺伝子の発現調節をする要素が含まれており、われわれのゲノムも、このウイルス由来の遺伝子発現調節要素によってその活動が調節されているということになる。

近年、レトロトランスポゾンをはじめとする動く遺伝子（トランスポゾン）には、生物進化の駆動力になったのではないかという考えが有力視されている。レトロトランスポゾンに詳しい、慶應義塾大学医学部分子生物学教室の塩見春彦教授が自身の同大学医学部・医学研究科ＨＰ内の特集記事で以下のように書いている。[※1]

「生殖細胞の形成過程におけるトランスポゾンの活性を完全に抑え込んでしまうと新しい変異が作られなくなってしまい、生物の進化も止まってしまいます。進化する可能性を残すためには、ある頻度で新しい変異を生み出す仕組みも必要です」

「ダーウィン的な進化論でいうと、生物の進化は新しい変異とその自然選択であり、とにかくまず変異がないことには選択されない、つまり生き残れないことにつながっていきます。ですから私たちは生殖細胞形成過程でトランスポゾンをある程度発現させて、変異を入れるようにできているのではないでしょうか」

「人類は今回の新型コロナウイルスのような感染症のパンデミックに何度も何度もさらされてきたわけですが、必ず生き残る人がいます。それはまさにゲノムレベルの多様性があるおかげで、疫病が流行しても感染に強い遺伝子がある頻度で保存されているためです」

「そしてそこからまた次の世代が増えていくということをヒトの歴史は繰り返しています。

※1　https://www.med.keio.ac.jp/features/2022/1/8-92374/index.html

つまりトランスポゾンは私たちが内に持っている変異源。それを完全に抑え込んでしまうと変異がゼロということになるので、私たちは変われない、生き残っていけないということになります」

「ゲノムの変異は多くの場合一塩基単位ですが、トランスポゾンの場合、大きな断片がごそっとどこかに入っていくので、大いなる変化を生み出すことができます。逆に制御配列として使われる場合にも、大きな変化を期待できます。もちろんその全てが私たちにとっていい変化かどうかは分かりませんが、その中に、例えば気候変動などが起きたときにも対応できる個体が必ずでてきます」

つまり、塩見教授が言及しているのは、トランスポゾンがゲノムに入り込むことによって種の多様性が広がっているということであり、種の進化の過程でトランスポゾンが新たな遺伝子資源として利用されているということである。そしてその由来は紛れもなく「ウイルス」なのである。

われわれの細胞には本物のレトロウイルスが潜んでいる

近年、種々の動物でゲノム解析が進み、多くの動物でレトロウイルスそのものが染色体ゲノムに広く挿入されていることが明らかになってきた。内在性レトロウイルス（ERV：

endogenous retrovirus）とよばれるものだ。実は私たちヒトにもＥＲＶが組み込まれている。

多くのＥＲＶは変異や欠失によって、ウイルス様の配列を維持するだけであり、ウイルスとしての感染環を継続するための遺伝子発現機能を失っているが、一部はこの機能を保持し、生理学的機能を発揮するものがいる。つまり、一部のＥＲＶはヒトの染色体に入り込み、世代を超えて受け継がれ、すでにヒトの遺伝子として機能しているということである。その一つが胎盤形成に重要なタンパク質をコードするシンシチン（syncytin）遺伝子である。シンシチンは細胞と細胞を融合させるタンパク質である。胎盤中でシンシチンが働くことにより複数の細胞が融合して、母体と胎児の間のバリアとして機能する合胞体性栄養膜ができる。

合胞体とは英語でシンシチウム（syncytium）といい、複数の核を持つ細胞のことである（ちなみにシンシチンとは合胞体のタンパク質という意味を持つ）。妊娠すると、胎盤が形成され、正常に形成された細胞どうしが細胞融合を起こして、一つの細胞内に複数の核を持つ巨細胞ができる。胎盤の合胞体性栄養膜は、シンシチンが細胞融合を引き起こすことによってできる特殊な構造であり、胎盤の外側を形成し、母体と胎児の間の栄養やガス交換の場を提供するとともに、母親の免疫機構による攻撃から胎児を守るバリア機能を持つ。すなわち胎盤の機能に必須の構造である。

胎盤のバリア機能にはシンシチン遺伝子の働きが必須であるが、驚いたことに、この遺伝子はレトロウイルスのｅｎｖ遺伝子に由来する。レトロウイルスのところで少し説明したが、ｅｎｖ遺伝子とはウイルス粒子の外側の膜であるエンベロープ（envelope）上のエンベロープタンパク質をコードしていて、このタンパク質はウイルス粒子エンベロープと宿主細胞膜を融合させる機能を持ち、レトロウイルスが新たな宿主細胞に感染するために必須の分子である。

ということは、われわれは、もともとレトロウイルスが持っていた「膜を融合させるタンパク質」の機能を利用して、胎盤の働きに重要な構造を作っているのである。つまり、ここではレトロウイルス由来の遺伝子がヒトの遺伝子としていわば再利用されている。

このようなウイルス遺伝子の流用は皮膚でも見られる。[※2] 哺乳類の皮膚にはレトロウイルス由来のタンパク分解酵素であるサスペース（SASPase; Skin aspartic protease; 皮膚のアスパラギン酸プロテアーゼ）が存在する。このタンパク分解酵素は、レトロウイルスでは特定のウイルスタンパク質の一部を切断してそのタンパク質に特定の機能を持たせるように働く。

動物ではサスペースは哺乳類だけに存在し、プロフィラグリンというタンパク質（＝フィラグリンというタンパク質の前駆体）を切断して、皮膚の保湿に重要な分子であるフィラグリンを作る。マウスでこのサスペースを欠損させると、フィラグリンがうまく作られなくなっ

※2　松井毅、ウイルス, 66(1): 31, 2016

て乾燥肌となる。

実は、ヒトでもアトピー性皮膚炎患者の一部にフィラグリン遺伝子異常があり、そのために皮膚でのフィラグリン量の減少、消失が起こり、皮膚のバリア機能が低下していることが近年わかってきた。つまり、マウスやヒトでは、フィラグリンは皮膚での水分保持（＝保湿）になくてはならない重要なタンパク質になっていたのだ。

なぜ、このようなことが起きたのだろうか。おそらくその昔、レトロウイルスが哺乳類の生殖細胞に感染し、そのゲノム内にサスペース遺伝子が取り込まれて、その後なぜか表皮だけで発現するようになり、フィラグリンというタンパク質をバッサリ切ることで皮膚の水分調節のために働くタンパク質を生み出せるようになったと考えられる。

まさに偶然の産物というわけだ。私たちの肌の乾燥を守っているのが、ウイルス由来の遺伝子というのは、なんとも不思議としかいいようがない。

このように、われわれの細胞の中にはレトロウイルスが隠れて存在していて、その一部は機能的タンパク質を作り、からだのところどころで大事な機能を果たしている。先に述べたわれわれのゲノム中に豊富に存在するレトロトランスポゾンも考慮に入れると、われわれのゲノムにはレトロウイルスそのものやレトロウイルス由来の部分的塩基配列がたくさん挿入されている。しかし、これはわれわれのゲノムがレトロウイルスに乗っ取られたというようなことではなくて、むしろ、われわれがレトロウイルスから得た情報をうまく利用して、からだの恒常性維持に用いているのかもしれない。別の言い方をすれば、ゲノムに入ってきたトランスポゾンをうまく利用することに成功したために今のわれわれがあるのだとも考えられる。

静かにしていた内在性レトロウイルスが動き出すと細胞老化につながる？

内在性レトロウイルスは、過去にレトロウイルスに感染したわれわれの祖先のゲノムにウイルスのゲノムが取り込まれ、それが子孫に受け継がれたものである（取り込まれたときの祖先がヒトであった可能性はほとんどないが）。

ほとんどの内在性レトロウイルスには、入り込んだ宿主動物の進化過程に伴って変異がいくつも入り、また宿主動物ゲノムが持つ遺伝子発現制御機構があるために内在性レトロウイルス遺伝子は発現せず、ウイルスゲノムを複製したり、ウイルス粒子を産生して感染伝播するようなことはない。

ところが最近、細胞が老化することで内在性レトロウイルスが再び増殖するようになるという報告がある。[※3] 細胞老化によりウイルスが活性化されることでその細胞の老化が進展するだけでなく、ウイルスに似た粒子が産生され、まわりの細胞に侵入すると、その細胞

※3　Liu X et al, Cell, 186: 287, 2023

でも老化が始まるとのことだ。つまり、内在性レトロウイルスが動き始めてその産物が作られると、ある場合には自分や周囲の細胞に働いて、それが原因で細胞の老化が進むのかもしれない。もしこれが事実であれば、内在性レトロウイルスの活性化を抑えることにより細胞老化を遅らせられる可能性があるということになり、おおいに注目されるべき知見である。

これは中国の研究グループによる仕事である。彼らは加齢・老化研究の過程で、早老症（遺伝子異常のために実年齢よりも老化が進む病気）患者由来の細胞や、分裂増殖を繰り返すことで老化させた細胞でトランスポゾンの発現が上昇することに気づいた。中でもＨＥＲＶＫとよばれる内在性レトロウイルス由来のＲＮＡ転写が顕著であった。これらの細胞の中ではＨＥＲＶＫ由来のタンパク質発現、さらにはレトロウイルス様粒子の形成までもが認められたのである。細胞が分裂を繰り返して老化したり、病的に老化したりすると、ＤＮＡのメチル化などを含む遺伝子発現調節に関する機構が大きく変化することから、彼らは細胞老化という現象自体が、それまで静かにしていたＨＥＲＶＫ内在性レトロウイルスの活性化を誘導していると考えた。

一方、ＨＥＲＶＫゲノムの中にはＲＮＡ→ＤＮＡへの転写を担う逆転写酵素をコードする領域がある。彼らの調査によると、この酵素が発現・機能して、ＨＥＲＶＫ由来のＲＮ

Aが宿主細胞内でDNAに変換され、細胞質内に蓄積していたのである。
ここで重要なのは、DNAが「細胞質」に蓄積するという現象である。

一般的に、細胞のゲノムDNAは正常状態では核内にのみ存在し、細胞質内には漏れ出てこない。またHERVKが内在性レトロウイルス配列としてヒトゲノム内にいる場合、あるいは万が一切り出されて単独でいたとしても核内にいる限りは、細胞内の異物認識センサーにより感知されることはない。

しかし、老化細胞でのHERVKのRNA逆転写により生じた過剰量のウイルスDNAは、核から細胞質に漏れ出ているので、危険な自己核酸として感知され、自然免疫を惹起する。細胞質内に蓄積したHERVK由来DNAが自然免疫の発動を促すと同時に、SASP因子（章末註）とよばれる老化促進因子を細胞内で産生するだけでなく、細胞外にも放出していたのである。

さらに、老化細胞で形成されたウイルス様粒子は、細胞外へと放出され、周囲に存在する正常（＝非老化）細胞に入り込み、自然免疫応答を惹起するとともに、老化を誘導している可能性が考えられた。

以上説明した一連の研究は、早老症患者由来の細胞や、分裂増殖を繰り返すことで人工的に老化させた細胞を用いた試験管内の実験結果である。しかし、もしこれが生きたヒト

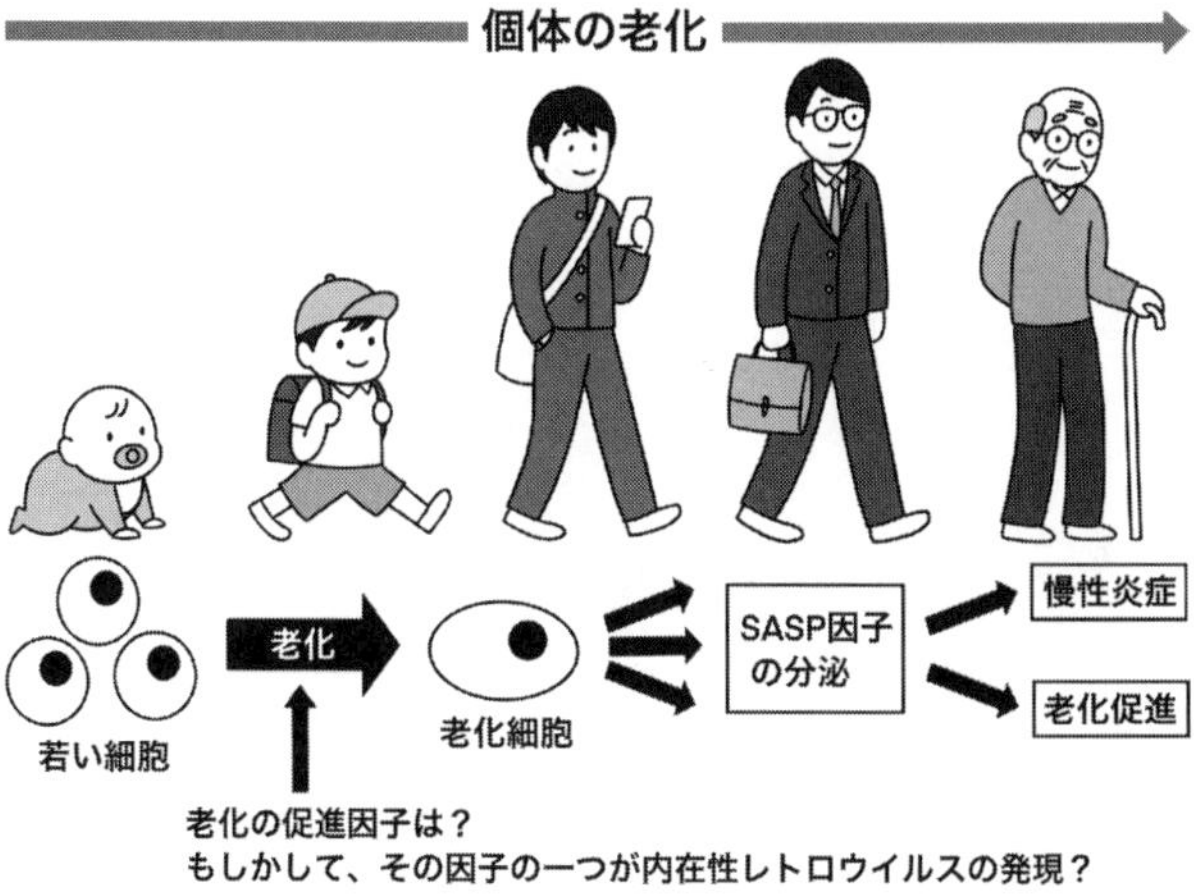

個体の老化に内在性レトロウイルスが関与している可能性がある

のからだでも起こっていれば、内在性レトロウイルスの発現が老化という現象において非常に大きな意味を持つことになる。

現在、老化を促進する因子の正体はあまりよくわかっていないが、内在性レトロウイルスが加齢によって活性化されると、これが引き金となって、さまざまな生体反応が連鎖して進み、個体の老化を一気に進めるシナリオが考えられる(図)。

具体的には、まずウイルス様粒子が作られると同時に、自然免疫が活性化されることで老化細胞から老化促進因子（SASP因子）が分泌される。そして、これらの物質が周囲の細胞にも働き、周囲に伝播していく。老化がある程度まで進行すると、内在性レトロウイルスが持つ老化スイッチが発動され、細胞老化の「雪崩現象」が起きるのかもしれない。そうであれば内在性レトロウイルスの制御が人工的に老化現象を止める方法（＝若返り薬）の開発につながることになる。興味深い仮説である。

ヒトゲノムの中に入り込んだウイルス由来の遺伝子は、胎盤形成や皮膚の保湿など生殖や生理活動に必須の存在になる一方で、状況によっては老化の引き金を引く可能性がある。ヒトゲノムによって飼い馴らされたウイルス由来のゲノムが、私たちの生殖や生理活動の必須の存在になる一方で、ひとたびその制御ができなくなると、老化を引き起こす「悪役」になるのかもしれない。ヒトゲノムに潜んでいるウイルス様配列は、一筋縄ではいかない、なんともミステリアスな存在である。

章末註：細胞が老化をすると、ＳＡＳＰ（senescence-associated secretory phenotype：細胞老化関連分泌形質）という形質を示すようになり、この状態ではＳＡＳＰ因子と総称される炎症性サイトカインなどの一連の炎症性タンパク質が分泌される。このために、周囲の細胞や組織に慢性的な炎症が起こり、これがさらに老化を促進すると考えられている。

第8章　医学でウイルスを克服できるのか

もっとも効率的な免疫力増強法はワクチン接種

中国春秋時代の兵法書である「孫子」は、「負けないための兵法」として広く知られる。この中に「兵は詭道《きどう》なり」という一節がある。「戦いは、所詮だまし合いであり、いろいろの謀りごとを凝らして、敵の目を欺き、状況いかんでは当初の作戦を変えることによって勝利を収めることができるものだ」という意味だそうだ。ウイルスとヒトとの戦いがこれに相当する。双方が自分こそが生き残ろうと、相手を欺こうとし、状況次第で戦術を変え、なんとか自分のほうが優位に立ち、相手を倒そうとする。相手を倒せないときは、隠れ家に潜んで好機を待つ。そして、倒すときには手段を選ばない。まるで「仁義なき戦い」だが、これがまさにウイルスとヒトとの間で行われる戦《いくさ》だ。

一方で、「百戦百勝は善の善なるものに非ず、戦わずして人の兵を屈するは善の善なるものなり」、つまり「百回戦って百回勝つのが最善ではない。戦わずして勝つのがいちばんである」という一節に代表されるように、「孫子」は兵法書でありながら非好戦的であり、「何度も戦うよりは、できれば戦わずに勝つ」ことをもっとも大事にする。

ウイルスを含む病原体とのせめぎ合いの中で「戦わずして勝つ」というのは、感染の予防策を立てることであり、ワクチン接種がそれにあたる。効果的なワクチンの場合には、接種をしておけばその病原体に出会う前にからだの「備え」を強化することができ、まさに戦わずに勝利できる状況ができあがる。たとえ実際にウイルスに出会ったとしても、大きな戦になる前に敵を排除できるようになるのだ。

第2章にも使った「孫子」の一節に、「彼を知り己を知れば百戦殆うからず」というものがある。ワクチンも同様である。病原体（彼）の特性を知り、ワクチン接種していない人間（己）の脆弱性を知れば、おのずと戦う方法は定まり（ワクチン接種）、これを守ればそうそう負ける（感染して死ぬ）ことはないのである。

巷にはさまざまな免疫力アップに関する情報が飛び交っているが、その中でももっとも効果的かつ確実に病原体の侵入を防ぐ方策がワクチン接種である。現在存在する医薬品の中でも、一番確実に免疫力を上げるものはワクチンといってよいだろう。実際、効き目の高いワクチンの代表である麻しん（はしか）ワクチンの有効率は90％を超え、2回接種でほとんどの人に免疫がつき、麻しんに罹らなくなる。一方、効き目の悪いワクチンの代表格のインフルエンザワクチンですら、有効率は30〜60％に及ぶ。ワクチン接種には副反応が出ることがあるが、これまでのワクチンに関してはいずれも重篤な副反応が出るリスクはきわめて低い。

ワクチンの有害性を過剰に煽る人々

ところが、ワクチンの有害性を過剰に煽り、「ワクチン副作用の恐怖」を掻き立てるようなことばかり言う人たちがいる。その多くが、ほとんどがかっこ付きの専門家（「専門家」＝自称専門家）である。その主張は一方的なもので、科学的なエビデンスが伴わないものがほとんどだ。免疫学者の目から見ると、英語でmisinformation/disinformationと言われるものに相当する。

「政府やメディアは、あなたを騙している。ＰＣＲ検査は水でもコーラでも《陽性》と出る。感染症の歴史で第2波、第3波などは存在しない。コロナワクチンを打つと2年以内、遅くとも3年で死ぬことになる」

これは数年前に刊行されたある嫌ワクチン本からの引用である。ＰＣＲ検査は水やコーラで陽性になることはないし、過去のパンデミックの歴史を調べれば、第2波や第3波の流行の波があったことはすぐにわかる。すでに、ワクチン接種から3年以上が経過し、世界中で１００億回以上のワクチン接種が行われているが、ワクチン接種者のほとんどが平穏無事に暮らしている。この嫌ワクチン本のいうとおりであれば、世界中でおびただしい数の死者が出ているはずだが、そのような情報は寡聞にして存じ上げない。

ところが、このような明らかな誤った意見に惑わされて、一番科学的根拠のあるはずのワクチンをはなから避ける人が一定割合いる。もちろんワクチンには一定の副反応がある以上、接種は強制すべきではない。副反応が重い人が接種を控えるという判断も尊重すべきである。ただし、その判断に当たってはエビデンスのある信頼できる情報を参考にしてほしい。前述された嫌ワクチン本のようにはじめから結論ありきで、専門知識もなく、論文データを理解できないような著者の本は真に受けないようにしてほしい。

新型コロナワクチンの副反応については、この本の主題から外れるので、ここでは触れない。既に『新型コロナの不安に答える』（宮坂昌之著）の中で論じているので、興味のある方は参照されたい。

ワクチンにも弱点がある

副反応とは別に、ワクチンにはいまだ解決できていない弱点がいくつかある。一つは、ワクチン接種は標的とした病原体に対する免疫しか付与しないということである。しかし、これは免疫反応が働く原理を考えると、やむを得ない。というのは、獲得免疫の主役であるリンパ球の場合、それぞれの病原体に反応するリンパ球はお互いに別々のクローンに属し、ワクチン接種ではワクチン抗原（＝病原体中特定の抗原）に反応するリンパ球クローンだけを活性化するからだ。

クローンとは遺伝的に同一である個体や細胞のことで、リンパ球の場合は、祖先を同じくし、お互いに同一の抗原レセプター（受容体）を持つ細胞集団のことを指す。われわれの獲得免疫系は、無数のリンパ球クローンからなり、それぞれのクローンは1種類の抗原のみに反応する。

つまり、ワクチン接種は、生体の仕組みとして、ワクチン抗原に反応するリンパ球クローンだけが活性化され、それ以外の抗原に反応するリンパ球クローンは刺激できない。このために、たとえば麻しんワクチンの接種では、麻しんに反応するリンパ球だけが刺激されて（＝活性化されて）増殖し、麻しんウイルスに対して強力な防御軍として機能する。しかし、この活性化されたリンパ球はほかのウイルスには反応できないので、一つのワクチンを接種すると、免疫力は当該病原体にしか上がらない。

このような仕組みには、実はメリットもある。それは、一つの抗原に対してはそれに対応する抗原レセプターを持つリンパ球しか増えず、一方でその細胞はほぼ無限に補給されるからだ。つまり、何度同じ抗原が入ってきても、からだはつねにその抗原に対してしっかりと反応することができる。

もし一つの抗原に対して多種類のリンパ球が増えるのであれば、ワクチン接種によって不必要なリンパ球を多数作ることになり免疫系が疲弊してしまう。しかしそのようなことはないので、何度同じワクチンを接種しても、免疫の仕組みは疲弊をすることなく、そのたびにしかるべき反応を提供してくれるのである。

新型コロナワクチンの接種を何度も受けると新型コロナ反応性の細胞がかえって減ってしまい、しまいに反応できなくなるのではないか、などという根拠のない話が巷でささやかれているが、まったくの間違いである。先に書いたリンパ球クローンの話が理解できれば、一つのワクチンを何度接種してもわれわれのからだはそのたびにしっかりと反応できるということが容易にわかるはずである。

ワクチンの種類	効果持続期間
破傷風	＞50年
風しん	＞50年
麻しん（はしか）	＞50年
ジフテリア	＞50年
HPV（子宮頸がん）	＞30年
おたふくかぜ	～20年
百日咳	～3年
インフルエンザ	～4ヵ月

ワクチンの種類と効果持続期間

ワクチンの効果が減弱する理由

現在のワクチンにはほかの問題点もある。その一つが、一部のワクチン（新型コロナウイルスやインフルエンザウイルスなどに対するワクチン）の効果が接種後早く消えてしまうことだ。以下に、これについて説明する。

ワクチンの効果の持続期間は、上の表に見られるように、ワクチンによって大きく異なる。表中の「効果持続期間」とは、ワクチンの当初の効果が50％以下に減弱する時間のことだ。これを指標にすると、ワクチン効果が、非常に長く持続するものと、逆に非常に短いもの、そして、その中間のもの、と分けることができる。

たとえば、破傷風、風しん、麻しん（はしか）、ジフテリアなどに対するワクチンの効果は、50年以上持続し、今、反ワクチン論者の標的となっている子宮頸がん（HPV）ワクチンでも30年以上の効果がある。また、おたふくかぜワクチンの効果は、これよりも短く、20年程度だ（ということは、子どものときに接種したワクチンの効果は、大人になると半減あるいはそれ以下になっているということである）。

一方、百日咳ワクチンは3年程度と短く、インフルエンザワクチンにいたっては、その効果はなんと4ヵ月程度という短さである。今もっともよく使われている新型コロナウイルスに対するmRNAワクチンもこれとほぼ同じである。

どうしてこのような大きな差が生まれるのだろうか。実は、その理由はほとんどわかっていない。現時点でわかっているのは、たとえば、ワクチン接種によって体内に病原体特異的なメモリーリンパ球（特定の病原体に出会ったことを覚えているリンパ球）とよばれる細胞ができて、この細胞が体内で生き続けると、免疫学的記憶が持続して、ワクチン効果が持続する、ということである。

しかし、どのようにしてメモリーリンパ球が体内で生み出され、そして、どのように維持されているのか、そのメカニズムについてはわからないことばかりなのである。ただし、一つわかっているのは、感染して長い免疫を与える病原体はワクチン接種でも持続的な免疫が得られることだ。一方、感染して短い免疫しか与えない病原体はワクチン接種でも短い免疫しか得られない。

つまり、ワクチン効果の持続は、ワクチンが決めているというよりは病原体のほうが大事で、病原体が何かということによって一義的に決まっているかのように見える。もしこれが事実であれば、この「長い免疫を与える決定的因子」を同定してそれをワクチンに含めることにより、ワクチン効果が今よりずっと長く続くようにできるはずである。それができたら、インフルエンザワクチンも新型コロナワクチンも、限られた回数の接種で効果がかなり長続きするようになるかもしれない。これは地球レベルで考えると大変なことで、もうひとつノーベル賞が免疫学の分野に与えられるきっかけになるかもしれない。それほどこの問題は医学的に重要な意味を持っている。

普通のワクチンとmRNAワクチンは何が違う？

現在、新型コロナウイルス感染症の感染制御のために、主にｍＲＮＡワクチンが使われている。これまでなかった新しいタイプのワクチンである。新型コロナウイルスが同定されてから、わずか1年ぐらいの間にmRNAワクチンが開発され、使われるようになった。mRNAワクチンは普通のワクチンとどこが違うのだろうか。

従来型ワクチンは、病原体そのものや病原体が作り出す毒素などを材料にして、その病原性を弱めたり、失わせたりしたものや、それを別の素材で似せて作ることによって、からだに害を与えることなく、免疫反応だけを起こさせる。これに対して、mRNAワクチンは、ウイルス遺伝子（＝RNA）の一部を含むワクチンである。通常、獲得免疫の形成には、抗原となるウイルスタンパク質が必要だが、mRNAワクチンでは遺伝情報だけを与えて、ウイルスタンパク質を私たちの細胞自身に作り出させようとする。要は、ウイルス由来RNAを投与することにより、ヒトのタンパク質製造工場を拝借して、ウイルスのタンパク質を作ってもらおうという、大胆な方法を使っている。

RNAを大量に作る場合には、通常、最初にRNAの鋳型となるプラスミドDNA（章末註1）を作り、そこから試験管内で転写反応により必要なRNAを作る。現在のmRNAワクチンは実際にこの方法を使い、RNAの大量生産を行っている。非常に簡単で、迅速にできる方法だ。

新型コロナウイルスはすでに全ゲノム配列が解読されているので、標的とするウイルス抗原をコードする塩基配列をもとに、新しいｍＲＮＡワクチンをすぐに設計できる。製造も、従来型ワクチンよりもはるかに短期間で行えるので、大量生産が可能だ。

ただし、ＲＮＡは、化学的に安定なＤＮＡに比べて、不安定な構造をしていて、壊れやすいのが問題である。さらに、われわれのからだの中にはＲＮＡを分解する種々の酵素(RNase)が豊富に存在するために、ワクチン接種で細胞内に入った人工ＲＮＡは、必ずしも効率良くウイルスタンパク質の合成には使われない。そこで、ＲＮＡが効率的にタンパク質へと翻訳されるようにする必要があり、このために、人工ＲＮＡを作る際にいくつかの工夫がなされている。

といっても、からだの中にはＲＮＡ分解酵素が豊富に存在するので、このように人工的に修飾されたＲＮＡは、数日以内に分解されてしまい、体内に残って悪影響をもたらすことはない。また、ウイルスの遺伝情報を持っているといっても、病原性や感染性にかかわる部分は含まれていないため、ウイルスのように増殖して悪いことをすることもない。

このように良いことずくめに見えるｍＲＮＡワクチンであるが、その開発は、実際は容易ではなかった。そもそもウイルスのｍＲＮＡは人体にとって異物であるため、自然免疫が発動されて炎症反応が発動する。過剰な炎症反応は自己免疫など、からだに不都合な反応を誘導する可能性がある。また、ｍＲＮＡは化学的に不安定な構造をしているので、壊れやすく短時間で分解されてしまう。確実に細胞内に取り込ませて、免疫応答に必要なウイルスタンパク質を適量だけ合成させるようにコントロールするのは簡単なことではなかった。この工夫をした中心人物がアメリカのカタリン・カリコとドリュー・ワイスマンである。この業績により２０２３年、ノーベル生理学・医学賞を受賞した。

ｍＲＮＡワクチンには20年以上の技術の蓄積が

新型コロナのｍＲＮＡワクチンが１年以内に開発されたといっても、根幹をなすｍＲＮＡワクチンの技術は、実は20年近く地道な基礎的な研究を積み重ねてきたものだ。ｍＲＮＡワクチンの商品化にもっとも貢献したのは、ドイツの医薬品ベンチャー企業ビオンテック社である。同社の創業者は、トルコ系移民のウール・シャヒンと、妻でやはりトルコ系のエズレム・テュレジである。彼らはこの技術をもともとはがん免疫ワクチンのために開発しようとしていたのだ。

シャヒンは、２０２０年１月初め、新型コロナのアウトブレイクのニュースを聞いた。そして新型コロナウイルスのゲノム配列が中国から発表されるやいなや、新型コロナのｍＲＮＡワクチンを作るために２週間で10種類以上ものワクチン候補ＲＮＡをコンピュータ上で設計した。そして、共同研究をしていた米国製薬大手ファイザー社の協力を取り付け、合計わずか11ヵ月でワクチンを作り上げた。ちなみにもうひとつのmRNAワクチンを開発したモデルナ社は、ウイルスのゲノム配列の発表の4日後にはmRNAワクチンの治療原薬の製造を独自に始めていた。どちらの場合も、とてつもないスピードで新型コロナのmRNAワクチンができたのである。

新型コロナのmRNAワクチンは、これまでの多くのワクチンと同様に、ウイルスがヒトの細胞に入るのを止めることを主目的としている。これによって体内でのウイルス増殖が起きなくなるからだ。これを実現するために、ウイルスのスパイクタンパク質に対する免疫を作り、それによってウイルス感染を阻止しようとしている。このようなワクチンが体内に入ると、接種部位や所属リンパ節においてまず自然免疫が活性化され、次に獲得免疫が動き始め、ウイルスを攻撃する抗体が大量にできあがるとともに、キラーT細胞の攻撃力が高まる。ここまでは従来のワクチンとあまり変わらない。違うのは、抗原の投与方法である。

従来のワクチンは、タンパク質全体やその断片を直接投与していたが、前述したようにmRNAワクチンは、抗原タンパク質そのものではなく、それをコードする遺伝子を細胞に送り込み、私たちの細胞にあるタンパク質製造装置を使って抗原タンパク質を作らせる。

そのことを図を使ってもう少し説明しよう。mRNAワクチンでは、ウイルス由来のm

mRNAワクチンが働くしくみ

① スパイクタンパク質をコードするRNAを取り出す

↓

② RNAに修飾を加えてmRNAとした後に脂質膜内に封入する

↓

③ 脂質ナノ粒子の形で筋肉内に注射する

↓

④ ワクチンがリンパ管を介して所属リンパ節にデリバリーされる

↓

⑤ ワクチンがリンパ節内の樹状細胞に取り込まれ、mRNAからスパイクタンパク質が作られる

↓

⑥ 樹状細胞はスパイクタンパク質を分解して、細胞表面にウイルス抗原として提示する

↓

⑦ 新型コロナ反応性のTリンパ球、Bリンパ球が、樹状細胞上のウイルス抗原を認識して、増殖する

↓

⑧ コロナ反応性ヘルパーT細胞は、B細胞に抗体を作るように指令する

↓

⑨ コロナ反応性ヘルパーT細胞は、キラーT細胞に感染細胞を見つけ出して殺すように指令する

↓

⑩ 抗体はウイルスを不活化し、キラーT細胞は感染細胞を殺す

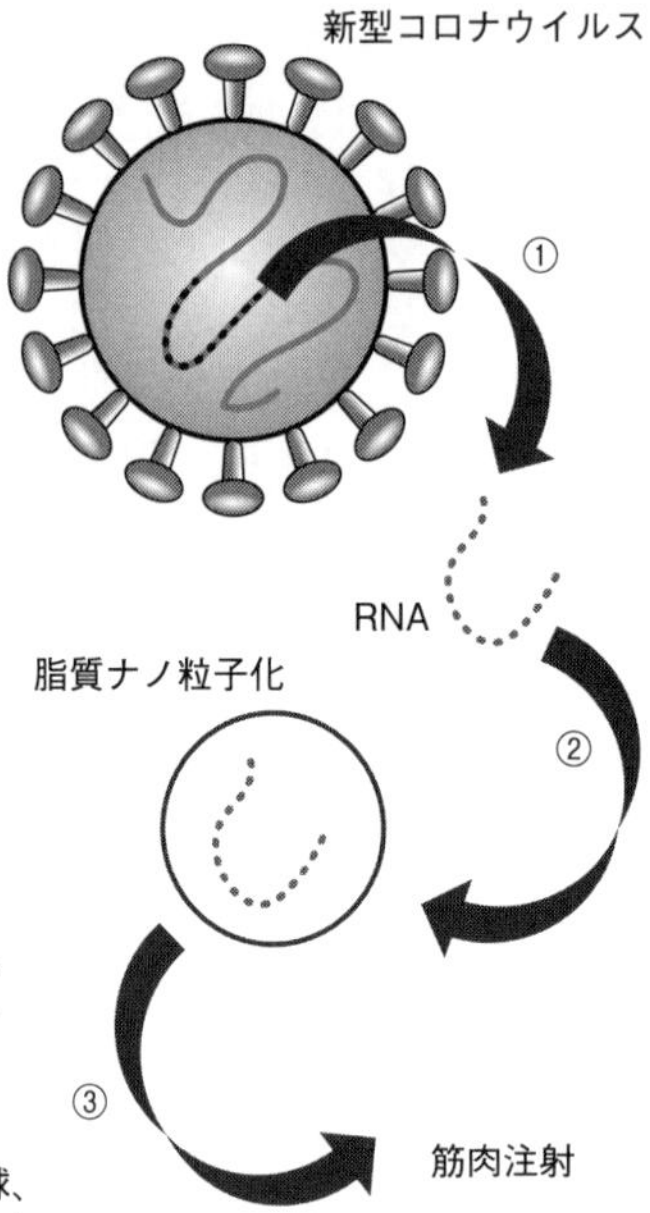

mRNAワクチンが働くしくみ

『新型コロナワクチン 本当の「真実」』(宮坂昌之著　講談社現代新書) より転載

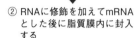

RNAが脂質ナノ粒子でできたカプセルで包まれている。そのカプセルが樹状細胞などの食細胞の細胞膜に到達すると、引き込まれるように細胞内部に取り込まれる。その際に、カプセルが壊れて、mRNAが細胞内に放出される。このmRNAには、自然免疫系の攻撃を逃れるような工夫がなされており、細胞自身のmRNAといっしょに細胞内にあるタンパク質製造工場に移動する。ウイルス由来mRNAにはウイルスのスパイクタンパク質を作る配列が組み込まれているので、細胞内のタンパク質製造工場はその配列にしたがってウイルスのスパイクタンパク質を作る。これが樹状細胞で起きると、細胞内でスパイクタンパク質が分解されて、「ウイルス抗原」として細胞表面に出てくる。これが抗原提示というプロセスである。

樹状細胞を含む私たちの細胞には、細胞内に取り込まれた抗原の一部を自分自身に結合させて、それを細胞膜の上に提示する「抗原提示分子」（HLA）が存在する。新型コロナウイルスのスパイクタンパク質が樹状細胞内で作られると、分解された後にHLAと結合し、HLAとともに細胞表面に運ばれる。これにより、ウイルス抗原が樹状細胞の細胞膜上に提示されることになる。

樹状細胞にはRNAとともにワクチンに含まれる脂質膜がいっしょに取り込まれる。脂質膜は一種の異物なので、樹状細胞の自然免疫センサーに結合し、この結果、樹状細胞が活性化される。樹状細胞は、刺激を受けないとリンパ節内であまり動き回らないが、活性化されるとよく動き回るようになる。したがって、ワクチン成分が流れ込んだリンパ節では、樹状細胞がよく動き回り、一方、血液由来のT細胞、B細胞がリンパ節内に多数流れ込んで、樹状細胞と頻繁に接触するようになる。すると、コロナ反応性のT細胞、B細胞が、樹状細胞上に提示されている抗原（＝ウイルスタンパク質の断片）を見て刺激を受け、増殖し、これによって新型コロナウイルスに対するワクチン免疫が成立し、からだの応戦態勢ができあがる。

ワクチン接種後一定時間が経つと、活性化を受けたB細胞が中和抗体を作り、これが全身をめぐるようになる。さらに、応戦能力を持つようになったT細胞、B細胞はリンパ節を離れて全身をパトロールするようになり、その一部は気道粘膜にも分布するようになる。このために、たとえ新型コロナウイルスがある程度の数、体内に侵入してきたとしても、これらの抗体や活性化されたリンパ球が局所で働いて、ウイルスを排除しようとする。

ただし、最近は免疫を回避するような変異ウイルス株が次々と出てきている。このために、変異株が体内に入ってきたときには、以前に感染やワクチン接種によって得ていた免疫が及びにくくなっていて、一時的に感染が成立してしまうことがある。いわゆるブレイクスルー感染である（ブレイクスルーとは、いったんできていた免疫の壁を突破してしまうという意味だ)。

しかし、抗体が効きにくくなっていたとしても数日のうちに、体内ですでにできていたT細胞が変異株に対しても働き始めて、やがてウイルスを排除してくれる(T細胞は変異部分を認識するものと、変異していない部分を認識するものがあるので、時間とともに変異株に対しても必ず働く)。このために、いったん免疫の壁ができている人では、感染したとしても重症化しにくい傾向がある。

「人工物」より「天然素材」が常によいとは限らない

mRNAワクチンに反対する人たちは「このワクチンは超短期間に開発されたので、安全性確認が十分になされていない。だから危ない」と言う。しかし、mRNAワクチンの技術開発は、実際は今から約20年前から始まり、その間、安全性確認のために多くの動物実験がなされてきた。特に、接種によって遺伝的な影響が出ないかどうかは遺伝子ワクチンを使う場合には当然の懸念であり、これについては綿密な調査が行われてきた。その結果、現在では、ワクチン中の遺伝子成分が被接種者の体内に持続的に存在することはなく、生殖細胞に入り込んで次世代にまで伝わる可能性はほぼ否定されている。ワクチン反対派の中には、ワクチンによって獲得した免疫よりも自然感染したほうが良質の免疫が獲得できると誤解して、積極的に自然感染することを推奨する向きもある。世の中には、「人工物」より「天然素材」を珍重する向きがあるが、ことウイルスに関する限り、自然感染はまったく推奨できない。第1章で説明したとおり、新型コロナウイルスは単なる風邪ウイルスではなく、潜伏・持続感染を起こして、効果的な治療法のない慢性疾患を誘発する可能性があるので、免疫をつけるために安易に感染すべきではない。

生ワクチン、不活化ワクチン、mRNAワクチン、タイプは違えども予防接種に使われるワクチンは、感染性や病原性にかかわる遺伝子やタンパク質は取り除かれる。mRNAワクチンについていえば、免疫記憶を誘導するためにタンパク質のみをコードするmRNAだけが選択されている。要は有害な部分は取り除かれているのだ。これまでに得られた科学的エビデンスから判断すると、自然感染で得られる免疫よりもワクチン接種による獲得免疫のほうがはるかに良質なことがわかっている。

からだの中に、ウイルス由来の遺伝子を入れることに感情的な抵抗感を持つことは理解できなくはないが、そういう人が、自然感染を良しとするのは理屈に合わない。自然感染するということは、ウイルス由来の病原性遺伝子をからだの中に取り込むことと同義であるからだ。しかも、その中には人体にダメージを与えるウイルスの遺伝子が含まれている。

いずれにせよ、これまでの統計をみると、新型コロナmRNAワクチンによる重篤な副反応の頻度は他のワクチンと同程度である。

新型コロナウイルスに対する次世代ワクチンの開発

新型コロナウイルスは、ベータコロナウイルス属のサルベコウイルスの一種である。同じサルベコウイルスには、新型コロナウイルス（SARS-CoV-2）とよく似たＳＡＲＳウイルス（SARS-CoV）が属する。ＳＡＲＳウイルスがこの世に出現したのが２００２年、一方、新型コロナウイルスが出現したのが２０１９年であることから、ＳＡＲＳウイルス感染が勃発したころには新型コロナウイルスは世の中に存在していなかった。ところが、以前にＳＡＲＳウイルスに感染した人の血清中にはしばしば新型コロナに対する中和抗体が検出される。これは、これら２つのウイルスがお互いによく似ていて、免疫学的に一定程度の相同性があるからである。このウイルス間の相同性を利用して、ベータコロナウイルス、サルベコウイルス、あるいは複数の新型コロナウイルス変異株に広く効果を示すワクチンを作ろうとする努力が続けられている。

最近、多くのワクチン研究者が狙っているのは、すべての新型コロナウイルス変異株を広く中和できるようなユニバーサル中和抗体（＝広範囲作動性中和抗体）を作ることである。

新型コロナウイルスの場合、当初、スパイクタンパク質を標的とした中和モノクローナル抗体がいくつも作製され、ウイルスが大きな変異をする前はこのようなモノクローナル抗体（章末註2）投与が重症化予防のためにかなりの効果を示した。しかし、時間とともにスパイクタンパク質に多くの変異が入るようになり、変異ウイルスへの抗体の結合力が低下し、治療効果が大きく落ちてしまった。

一方で、新型コロナウイルスのスパイクタンパク質の上には、ほとんど変異が入らない（あるいは変異が入りにくい）部分もあり、その中にはウイルスの細胞内侵入に関わる部分が含まれていることがある。もしこのような部位を新たに同定してその部位に対して抗体を作れば、理屈からすると、どのコロナ変異株でも中和できる抗体が新しくできる可能性がある。このような抗体は、ヒト由来の抗体であり、安全性も高い。感染を防ぐために予防的に投与できるだけでなく、感染早期に投与すると体内のウイルス量を大きく減らすことができるはずで、重症化予防に強い力を発揮することが予想される。

実際、このようなユニバーサル中和抗体が、ほかのウイルスではあるが、新型コロナウイルスと同じRNAウイルスのアルファウイルスですでに作られている。

このような抗体が臨床現場で広く使えるようになれば、ウイルス感染による重症化を効果的に止める治療薬が新たにできることになる。医学的な価値は非常に高いはずである。ただし、ワクチン接種によって被接種者の体内にこのような抗体を十分に作るというところまではいっておらず、それを実現するためにはさらなる工夫や技術的改良が必要だ。

ワクチンの当たりを増やす方法

ほかにもｍＲＮＡワクチンの中に、複数種類のウイルスＲＮＡを含めて標的抗原の数を増やすことによってワクチンの「当たり」の確率を上げる方法も試されているが、その場合には安全性確認が大変になってくる。複数のｍＲＮＡを使ったワクチンで大きな副反応が見られたときには、それが複数のｍＲＮＡを組み合わせたために起きたのか、それともそれぞれのｍＲＮＡが個別に悪いことをしていたのか区別しないといけないからだ。たとえば、ｍＲＮＡワクチンをがんワクチンとして使う場合には、十数種類のがん抗原をコードするｍＲＮＡを混ぜて使うというような試みが現在なされているが、標的抗原の数を増やすとワクチンの「当たり」の確率が上がる一方、副反応の頻度が高くなる可能性もあり、安全性確認が大変になることが予想される。そんなことから、ワクチン製造会社はあまり複雑なワクチンは作りたがらない。

現在では、新型コロナの次世代ワクチンの開発がｍＲＮＡワクチン、ＶＬＰ（章末註3）ワクチン、リコンビナント・ワクチンと、さまざまな形で進められている。しかし、先に述べたように、感染経験やワクチン接種によって付与される免疫の長さが、もし病原体の種類によって一義的に決まっているのであれば、インフルエンザウイルスや新型コロナウイルスに対して持続性の免疫を与えるようなワクチンを開発するのは、そもそも困難なことなのかもしれない。これらのウイルスには「持続性の免疫を与えるために何か必要なもの」が欠けているか、あってもきわめて少ないのかもしれないからである。もしそうであれば、新しいワクチンの中にこの「何か」を含めてやらない限り、長期持続性の免疫を与えるようなワクチンを得るのは難しいことになる。その場合には、定期的にワクチン接種をするか、感染流行が予想される前に追加接種をする、というやり方で対応せざるを得ないことになる。

ヒトとウイルスとの闘い：将来への展望

この本では、からだの免疫から身をかわして生き延びるさまざまなウイルスとそのウイルスたちが用いる巧みな戦術について紹介してきた。ウイルスには器用なものが多く、ヒトのゲノムに入り込んだり、ゲノムに入らずに細胞内に棲みついてみたり、あるいは細胞の内外でわれわれのからだの仕組みがうまく働かないような手段を用いたりと、数多くの工夫を凝らしている。

しかし、20世紀になってから効果的なワクチンが開発されるようになり、天然痘や狂犬病はほぼ完全に予防ができるようになった。特に天然痘ウイルスは、ヒトにしか感染しないので、ワクチン接種を広く行い、感染者を見つけ出し、その地域でワクチン接種を繰り返すことによって、この世からウイルスが消えてしまい、天然痘という病気自体がなくなった。周到なサーベイランス作業（＝感染症の発生情報の正確な把握、分析と、それにもとづいた病気の蔓延予防対策の立案などの一連の作業）とワクチン接種を行ってきた疫学者と感染症学者によるみごとなチームワークの勝利である。同様に、ポリオや麻しんもヒトからヒトにしか感染しないことから、同様の作業によって世界から感染者が大きく減りつつある。

現在、世界中で多くの感染者を出している、B型肝炎ウイルス、C型肝炎ウイルスやエイズウイルスも、ヒトからヒトへしか感染しないので、良いワクチンさえできれば、いずれはこの世界から排除されるようになる可能性がある。実際、B型肝炎は、ワクチンができる前は世界各国で小児の8〜15％が持続感染をしていたが、ワクチン接種が進むにつれて、[※1]現在ではワクチン接種を受けた子どもでの持続感染の割合は1％未満にまで大きく減っている。

しかし、ワクチンはゼロリスクではない。どのワクチンでも接種者100万人に対して数人程度は重篤な副反応を示す人が現れる。まれではあるものの、ワクチンに対して強いアレルギー反応を示したり、ワクチン抗原に異常な反応を示したりする人がいる。

※1　https://www.forth.go.jp/moreinfo/topics/2017/08211120.html

また新しい病原体に対して有効なワクチンを作るには膨大な資金とマンパワーが必要である。安全性確認には多大な時間も必要だ。そして、作られたワクチンはつねに期待するような強い効果を示すわけではない。しかも、効果が高く持続性の高いワクチンを作りにくいタイプのウイルスも時に存在する。

解決すべき教訓

人類とウイルスとの共存を考えるうえで、特に大きな問題となるのが、野生動物を自然宿主とするウイルスたちである。これらの一部は「動物由来感染症」[※2]を引き起こす。実は、世の中で感染症といわれる病気の約6割が動物由来感染症であるのだが、そのことを知っている人がどのくらいいるであろうか?

インフルエンザウイルスや新型コロナウイルスなどのRNAウイルスは典型的な動物由来感染症である。一部の野生動物を自然宿主としてそこからヒトへと感染が広がり、それが野生動物へとまた戻っていく。そうなると、ヒトでいったん流行が収まっても、野生動物からウイルスが戻ってくるので、この世からウイルスを排除することがほぼ不可能となる。

一方で、異常気象や森林の伐採などによって森林破壊が進んでいる。このために野生動物の生息域が変わり、ヒトと野生動物の接触する機会が増え、これとともに、これまでは

※2　ヒトと野生動物に共通に存在する感染症という意味で「人獣共通感染症」という言葉も使われるが、動物では症状がなくヒトだけで症状を起こす場合もあることから、最近は「動物由来感染症」とよばれることが多い

病名	原因ウイルス	主な症状	自然宿主
ウェストナイル脳炎	ウェストナイルウイルス	発熱、脳炎	ウマ、トリ、ヒト（蚊が媒介）
黄熱	黄熱ウイルス	発熱、筋肉痛、脳炎	サル、ヒト（蚊が媒介）
狂犬病	狂犬病ウイルス	発熱、筋肉痛、脳炎	イヌ、ネコ、コウモリ
クリミア・コンゴ出血熱	クリミア・コンゴ出血熱ウイルス	発熱、頭痛、筋肉痛、消化管出血	ウシ、ヤギ、ヒツジ（マダニが媒介）
トリインフルエンザ	A型インフルエンザウイルス（H7N9ウイルス）	重症肺炎	野鳥
ニパウイルス感染症	ニパウイルス	脳炎	ブタ
日本脳炎	日本脳炎ウイルス	脳炎	ブタ（蚊が媒介）
ハンタウイルス肺症候群	ハンタウイルス	肺水腫を伴う急性呼吸困難	ネズミ？
マールブルグ病	マールブルグウイルス	発熱、頭痛、筋肉痛、中枢神経症状、出血症状	オオコウモリ
ラッサ熱	ラッサウイルス	発熱、頭痛、咽頭痛、重症化すると下血、吐血	野ネズミ（マストミス）
重症熱性血小板減少症候群	SFTSウイルス	嘔気、嘔吐、腹痛、下痢、下血、白血球減少、血小板減少	マダニ
新型コロナ感染症	新型コロナウイルス	呼吸器症状、肺炎、時に消化器症状、神経系症状	コウモリ？

主な動物由来感染症

森林の奥だけで潜んでいた野生動物のウイルスがますます頻繁にヒトの世界にまで入り込むようになってきた。このために動物由来感染症が大きく増えてきた。今、世界で問題になっている主な動物由来感染症のリストを表に示す。イヌ、ネコなどのペットからウシ、ヒツジなどの家畜、コウモリやサルなどの野生動物など自然宿主は多岐にわたる。

文明の進化とともに自然環境の破壊が大きく進んでいるが、この流れをなんとか少しでも食い止めない限り、このような動物由来感染症のリストは今後さらに長くなっていくことであろう。

このほかにもうひとつ怖いのが、バイオテロを目的とした科学技術の濫用である。たとえば、今より感染性の高い病原体を人工的に作って世の中を攪乱《かくらん》しようとするような試みのことだ。実際、※3 ２０２３年7月14日号の『Science』誌のニュース欄で、ある科学ライターが「ＡＩを使ったら新たなパンデミックを起こすウイルスが作れるのか？」という記事を書き、波紋をよんでいる。

記事によると、アメリカ・マサチューセッツ工科大学（ＭＩＴ）のあるバイオセキュリティ専門家が、自分の大学院のクラスで、生命科学が専門ではない学生たちに対して「どのような生成ＡＩを使ってもいいから、今から1時間ぐらいの間に、新たなパンデミックを起こせるようなウイルスを作れるか？」と問いを投げかけたところ、なんと全員がＡ

※3 https://www.science.org/content/article/could-chatbots-help-devise-next-pandemic-virus

Ｉを駆使してそれなりの答えを出してきたという。なかには、具体的な病原性ウイルス名を挙げてそこにさらに感染性を増すような特定の変異を入れることを示唆してきた学生や、危険性をはらむゲノム情報（遺伝子配列）を感染可能なウイルス粒子に作り変えるための細かい実験方法や必要試薬の名前まで挙げてきた学生がいた。

さらにはそのようなウイルス粒子を作ってくれるベンチャーや会社の名前を提供してきた学生もいた。通常は、悪意を持ったことや犯罪にかかわるようなことを生成ＡＩに指示してやらせようとすると、ＡＩが作業を拒否するはずなのだが、少しＡＩに詳しい人が命令の仕方を巧妙に変えると、このケースのように、ＡＩがとんでもない作業までやってしまうことがあるらしい。

ただし、ウイルス専門家に言わせると、今回ＡＩを使って得られた方法は必ずしも実現可能ではないものが多かったとのことだが、バイオテロを起こしたいと思っている人がこれにヒントを得てＡＩを悪用したとしたら、想像もつかないような大変なことが起きるかもしれない。ＡＩが悪用されないための仕組みを導入する必要がある。また、危険なウイルスが世の中に現れたらすぐに検出でき、その情報が世界各国で迅速にシェアできるような仕組みが必要だが、現時点ではそのようなものはない。今できるのは、ＡＩがこのようなたくらみに利用されないように望むことだけである。

最後に一つ。ウイルスとの闘いにはサイエンスも医学も大事だが、人々の正しい知識とパンデミックのリスクに対応できる国家の体制や仕組み作りも、同様に大事である。「人生は痛い目に遭わなければわからないようにできている」というが、実際は、われわれは何度も痛い目に遭いながら、そのたびに痛みを忘れ、結局、しかるべき対応ができていないのではなかろうか。人類とウイルスとの闘いはまだ続く。

章末註1：プラスミドDNAとは、染色体とは無関係に存在する環状あるいは線状のDNAで、自律的に複製できる構造をその中に持つ。

章末註2：モノクローナル抗体とは、単一のB細胞（＝抗体を作るリンパ球）を試験管内で分離してそこから作った抗体のこと。1種類のタンパク質（＝免疫グロブリン）なので、工業的に大量生産できる。一般に、一つの抗原の上にはいくつものエピトープ（＝抗原決定基：異物性を決める目印）が存在するが、モノクローナル抗体はこのうちの単一のエピトープにだけ結合する。もしこのエピトープがウイルス感染に必須のものであれば、これに対するモノクローナル抗体が感染を抑制できることがある。このような抗体のことを中和モノクローナル抗体とよぶ。新型コロナウイルスに対しては、当初はロナプリーブ（中外製薬）やゼビュディ（グラクソ・スミスクライン）などのモノクローナル抗体が治療薬として緊急承認を受け、効果的に使われたが、ウイルス変異とともにその効果が下がり、使えなくなってしまった。

章末註3：VLPとは、ウイルスの外側の構造を模して人工的に作製した粒子のこと。ウイルスの感染に必要なタンパク質を粒子表面に高濃度に提示することによってワクチンとして用い、ウイルス感染を中和する免疫を得ることを目的とする。粒子内に核酸を含まないので、ウイルス様中空粒子とも呼ばれ、感染性がなく、冷凍保存の必要もない。

あとがき

新型コロナ感染症の流行勃発以来、専門家といわれる人たちがテレビ、新聞や週刊誌などでこの感染症に関してさまざまな発言をしてきましたが、不確かかあるいは間違った情報の提供が少なからずありました。新型コロナ感染で集団免疫が成立するなどという誤った理解や解釈はまさにこの類です。またSNSの時代らしく、専門家でない方々が発信する「それらしい」情報も瞬く間に拡散され、時には事実であるかのように堂々と週刊誌や新聞の紙面を飾っていることがありました。そしてついには、新型コロナウイルスは人工産物であってワクチンも予め計画された陰謀だったという話まで出てきました。インフォデミックという造語ができるほど情報が氾濫し、多くの人たちには何が本当なのか、正しい判断をすることが難しい状況が生まれてきました。

このような事態の根底には、パンデミックでよく見られる人々の不安や恐怖があったと思われますが、それに加えて、多くの専門家にも、マスコミにも、そして一般の人たちにも、ウイルスや免疫に関するリテラシー（当該分野に関する知識・知見を理解して、判断し、活用する力）が不足していたのではないでしょうか。科学的な判断をするためには、複数の確実な情報源に当たるとか、しかるべき対照群が設定されている信頼できる情報なのか確認するなど、基本的なことを行う必要があるのですが、残念ながらこのようなことがわれわれの社会では常識となっていなかったように思われます。

このような状況の中、免疫学者の宮坂昌之とウイルス学者の定岡知彦（宮坂の娘婿）は、ウイルスや免疫に関する一般向けのわかりやすい解説本が必要と考え、本書の作成にとりかかりました。幸い、宮坂の長女、定岡恵（知彦の妻）は科学研究の経験があり、絵を描くことも得意だったので、彼女に本書のイラストの多くを書いてもらいました。また、宮坂の妻、悦子が、昌之と知彦が書いた文章を子細にチェックしてくれました。幸い、われわれの誰も製薬会社、ワクチン製造会社や医療従事者の方々とは利害関係になかったので、われわれが思うことを自由に書きました。したがって、この本には利益相反になるような記述は一切ありません。

この本の主旨は、ウイルスはわれわれの身の回りどころかからだの中にまで入り込んでいる、ということです。われわれは「ウイルスにまみれて生きている」のであって、普段からウイルスとやりとりをしながら生きているのです。少々手洗いをしたりマスクをしたりしても、われわれがウイルスとやりとりしながら生きているという状況はほとんど変わりません。また、少しばかり手洗い回数を増やしてもマスク着用時間を長くしても、われわれわれの免疫がそれによって影響を受けることはほとんどありません。もし感染対策を続けることによって何かが起きるとすれば、世の中から特定の感染症が一時的に減ることかもしれません。ただし、その状態がしばらく続くと、個人の中でその減った感染症に対する抵抗力が減ってきます。すると、感染対策を急激に緩めたときには、今度はそのような感染症に罹りやすくなるというパラドックス状態が生まれてきます。これは感染によって得られるはずだった個人的な「貯金」ができなくなった（＝その感染症に対する特異的な免疫がうまくできなかった）ために起きていることです。一般的な免疫力が低下してわれわれのからだが「負債」状態となったのではありません。このように考えると、感染対策の実施に絶対的な是非はなく、平時より準備を粛々と進め、必要な時には後手に回ることなく必要な対策を行えばよいと考えられます。

いずれにせよ、私たちはある時にはウイルスと闘いながらも、ある時は共存、共生してきたという人類の歴史があります。それを考えると、単純にウイルスを排除しようとするのは適切ではありません。むしろ、われわれはウイルスといかにうまく共存するかを考えるべきです。それをうまく実現するためには、ウイルスとわれわれのからだの相互作用に関する基本的な知識を得ておくことが望まれます。

最後になりますが、この本の企画・編集を担当していただいた高月順一さんを始め、講談社現代新書編集部の方々には、いろいろとお世話になりました。特に髙月さんからは、本書の作成の最初から最後まで、貴重なアイデア、サジェスチョンをいただきました。この場を借りて、厚く御礼申し上げます。

2024年4月

宮坂昌之
定岡知彦

講談社現代新書　2742

ウイルスはそこにいる

二〇二四年四月二〇日第一刷発行

著者　宮坂《みやさか》昌之《まさゆき》　定岡《さだおか》知彦《ともひこ》

発行者　森田浩章
発行所　株式会社講談社
東京都文京区音羽二丁目一二―二一　郵便番号一一二―八〇〇一
電話　〇三―五三九五―三五二一　編集（現代新書）
〇三―五三九五―四四一五　販売
〇三―五三九五―三六一五　業務
装幀者　中島英樹／中島デザイン
印刷所　株式会社ＫＰＳプロダクツ
製本所　株式会社国宝社
定価はカバーに表示してあります　Printed in Japan

N.D.C. 491　220p　18cm
ISBN978-4-06-534694-5

「講談社現代新書」の刊行にあたって

教養は万人が身をもって養い創造すべきものであって、一部の専門家の占有物として、ただ一方的に人々の手もとに配布され伝達されうるものではありません。

しかし、不幸にしてわが国の現状では、教養の重要な養いとなるべき書物は、ほとんど講壇からの天下りや単なる解説に終始し、知識技術を真剣に希求する青少年・学生・一般民衆の根本的な疑問や興味は、けっして十分に答えられ、解きほぐされ、手引きされることがありません。万人の内奥から発した真正の教養への芽ばえが、こうして放置され、むなしく滅びさる運命にゆだねられているのです。

このことは、中・高校だけで教育をおわる人々の成長をはばんでいるだけでなく、大学に進んだり、インテリと目されたりする人々の精神力の健康さえもむしばみ、わが国の文化の実質をまことに脆弱なものにしています。単なる博識以上の根強い思索力・判断力、および確かな技術にささえられた教養を必要とする日本の将来にとって、これは真剣に憂慮されなければならない事態であるといわなければなりません。

わたしたちの「講談社現代新書」は、この事態の克服を意図して計画されたものです。これによってわたしたちは、講壇からの天下りでもなく、単なる解説書でもない、もっぱら万人の魂に生ずる初発的かつ根本的な問題をとらえ、掘り起こし、手引きし、しかも最新の知識への展望を万人に確立させる書物を、新しく世の中に送り出したいと念願しています。

わたしたちは、創業以来民衆を対象とする啓蒙の仕事に専心してきた講談社にとって、これこそもっともふさわしい課題であり、伝統ある出版社としての義務でもあると考えているのです。

一九六四年四月　野間省一

心理・精神医学

331 異常の構造——木村敏
590 家族関係を考える——河合隼雄
725 リーダーシップの心理学——国分康孝
824 森田療法——岩井寛
1011 自己変革の心理学——伊藤順康
1020 アイデンティティの心理学 鑪幹八郎
1044 〈自己発見〉の心理学 国分康孝
1241 心のメッセージを聴く 池見陽
1289 軽症うつ病——笠原嘉
1348 自殺の心理学——高橋祥友
1372 〈むなしさ〉の心理学 諸富祥彦
1376 子どものトラウマ——西澤哲
1465 トランスパーソナル心理学入門——諸富祥彦
1787 人生に意味はあるか 諸富祥彦
1827 他人を見下す若者たち 速水敏彦
1922 発達障害の子どもたち——杉山登志郎
1962 親子という病——香山リカ
1984 いじめの構造——内藤朝雄
2008 関係する女 所有する男——斎藤環
2030 がんを生きる——佐々木常雄
2044 母親はなぜ生きづらいか——香山リカ
2062 人間関係のレッスン 向後善之
2076 子ども虐待——西澤哲
2085 言葉と脳と心——山鳥重
2105 はじめての認知療法——大野裕
2116 発達障害のいま——杉山登志郎
2119 動きが心をつくる——春木豊
2143 アサーション入門——平木典子
2180 パーソナリティ障害とは何か——牛島定信
2231 精神医療ダークサイド 佐藤光展
2344 ヒトの本性——川合伸幸
2347 信頼学の教室——中谷内一也
2349 「脳疲労」社会——徳永雄一郎
2385 はじめての森田療法 北西憲二
2415 新版 うつ病をなおす 野村総一郎
2444 怒りを鎮める うまく謝る 川合伸幸